Über den Autor:

Der Sportmediziner Dr. med. Christoph Liebich ist ausgebildeter Aerobic- und Aqua-Aerobic-Instruktor sowie Rückenschulleiter. Er unterrichtet in den Fit-Plus-Fitness-Centern in München, die er auch sportmedizinisch berät.

Dr. med. Christoph Liebich

Aqua-Aerobic

Fit und gesund durch die Kraft des Wassers

Mit Fotos von Lars Deike

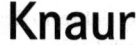

Wichtiger Hinweis:

Falls Sie sich in ärztlicher Behandlung befinden oder schwanger sind, sollten Sie zuerst Ihren Arzt fragen, bevor Sie die Übungen in diesem Buch in Angriff nehmen. Alle Hinweise und Ratschläge sind genau zu beachten und zu befolgen. Autor und Verlag übernehmen keine Haftung für eventuell auftretende Körperschäden.

Besuchen Sie uns im Internet:
www.droemer-knaur.de

Originalausgabe Juni 1999
Copyright © 1999 bei Droemersche Verlagsanstalt Th. Knaur Nachf., München
Alle Rechte vorbehalten. Das Werk darf – auch teilweise –
nur mit Genehmigung des Verlags wiedergegeben werden.
Realisation: Ulrike Kriegel
Redaktion: Dr. Hermann Ehmann
Fotos: Lars Deike
Umschlaggestaltung: Agentur Zero, München
Umschlagfoto: Premium, Düsseldorf/N. Wolf
Satz: Ventura Publisher im Verlag
Druck und Bindung: Ebner Ulm
Printed in Germany
ISBN 3-426-82241-5

5 4 3 2

Inhalt

In Dankbarkeit gewidmet ist dieses Buch Karolin Baller, Dr. Sonja Söder sowie Andi Schmidbauer, die mir von Anfang an bei meiner Tätigkeit als Aerobic- und Aqua-Aerobic-Instruktor mit Rat und Tat zur Seite standen.

Vorwort

Mit dem vorliegenden Buch haben Sie die Möglichkeit, durch Aqua-Aerobic Ihr Wohlbefinden und Ihre körperliche und seelische Gesundheit zu steigern. Hierbei sind sowohl absolute »no sports«-Verfechter als auch Gelegenheitssportler und Leistungssportler angesprochen.

Aqua-Aerobic bedeutet Bewegung im Wasser – Sie können also eine sehr angenehme Umgebung für Ihr Training nutzen. Die Übungen sind einfach und klar erläutert und durch zahlreiche Abbildungen illustriert. Im Gegensatz zu anderen Trainingsprogrammen ist die Verletzungsgefahr bei Aqua-Aerobic äußerst gering. Wenn Sie sich genau an die Anleitungen halten, können Sie auch keine Fehler machen.

Aqua-Aerobic versteht sich einerseits als sinnvolle Ergänzung zu anderen Sportarten und andererseits als individuelles Sportprogramm. Dieses Buch soll Ihnen dabei helfen, Ihre persönlichen Trainingsziele zu definieren und auch zu erreichen.

Möchten Sie direkt mit dem Training beginnen, gehen Sie gleich zum praktischen Teil B, im theoretischen Teil A erhalten Sie Hintergrundinformationen zu Aqua-Aerobic.

Nun bleibt mir nur noch, Ihnen viel Spaß und Erfolg beim Aqua-Aerobic-Training zu wünschen.

Dr. med. Christoph Liebich
München im April 1999

A THEORETISCHER TEIL

1 So wirkt Wasser auf den Organismus

Vier Elemente kannten die alten Griechen, aus denen sich ihr Lebensraum zusammensetzte: Feuer, Erde, Luft und Wasser. Was bedeuten sie uns? Feuer (die Sonne) wärmt uns und läßt die Pflanzen wachsen. Seine Gefahren sind uns ständig bewußt, und wir halten uns in respektvollem Abstand von dieser gewaltigen Energie. Die Erde ernährt uns und gibt uns festen Halt. Luft brauchen wir zum Atmen. Sie ist warm, kalt, ungesund, frisch, stürmisch, je nachdem. Alle drei Elemente sind wichtig, lebenswichtig sogar. Aber sonst? Wenn man nicht gerade Naturwissenschaftler oder Historiker ist – läßt sich darüber noch viel mehr schreiben? Über Wasser dagegen sind schon zahlreiche Bücher geschrieben worden. Seit es Menschen gibt, beschäftigen sie sich mit diesem Element und versuchen es zu ergründen. In diesem Buch soll ein Kapitel reichen.

Wasser ist Leben

Vieles brauchen wir zum Leben: die Luft zum Atmen, Essen, Kleidung, geliebte Menschen, sinnvolle Arbeit. Wenn wir aber an etwas denken, ohne das wir ganz bestimmt nicht leben könnten, fällt den meisten von uns wieder die Luft ein, aber an zweiter Stelle ganz bestimmt: das Wasser.

Was in den belagerten Stränden und Ufern des modernen Massentourismus seinen prägnantesten Ausdruck findet, spürt jeder, wenn er allein bei Sonnenuntergang am Meer steht: Sehnsucht nach dem Einssein mit der Natur und der kraftvolle, aus den tiefsten Wurzeln der menschlichen Existenz wachsende Drang nach der Verbindung mit dem Element, das unsere Gefühle so tief berührt wie keine andere Naturerscheinung. Wasser ist die Grundlage allen Lebens auf der Erde. Es ist das Element, aus dem das Leben stammt und ohne das kein Leben existiert.

Fakten rund ums Wasser

Um eine Vorstellung von der gewaltigen Wassermenge auf der Erde zu geben: Wäre das gesamte Festland unseres Planeten von den Hochgebirgen bis zum Meeresboden auf eine Fläche eingeebnet, wäre die ganze Erde von einer 2500 Meter hohen Wassersäule bedeckt. Kein Wunder, daß die Lebewesen und lebendigen Formen zum größeren Teil aus Wasser bestehen. Bei den Pflanzen beträgt der Wasseranteil 90 Prozent, bei höheren Tieren und beim Menschen 60 bis 70 Prozent. Das Verhältnis von fester Materie zu flüssiger auf unserem Planeten entspricht mit einem Drittel zu zwei Dritteln dem im menschlichen Körper. Es ist ein verletzliches Gleichgewicht: Schon eine relativ geringe Störung kann in kurzer Zeit zu schweren Erkrankungen bis hin zum Tod führen.

Solche Fakten sind nicht alles. Aber sie verdeutlichen, wie intensiv, wie existentiell unsere Beziehung zum Wasser ist. Wasser ist unsere Nahrung, unser Heilmittel, unser Lebensquell. Wasser ist ein Segen, sein Mangel ein Fluch. Unser Verhältnis zum Medium Wasser ist zutiefst emotional und in seinen zahlreichen Facetten mit keinem anderen Element vergleichbar.

Die kultische Bedeutung des Wassers

In der Religionsgeschichte aller Völker ist Wasser Symbol und Element der Reinheit und Reinigung. Waschungen zur kultischen Reinigung des Körpers sind in den meisten Religionen bekannt. Naturgeister, Gottheiten und Dämonen leben im Wasser und verkörpern dessen Kraft und Gewalt sowie seine geheimnisvolle Tiefe. Aus der römischen Mythologie kennen wir den Meeresgott Neptun. Der Wassermann aus dem germanischen Volksglauben fand als eines der zwölf Tierkreiszeichen Eingang in die Astrologie. Die christliche Taufe zur Aufnahme in die Glaubensgemeinschaft stellt die Wiedergeburt aus dem Wasser dar.

Im Volksglauben und in der Volksmedizin hat Wasser in seinen geographischen und elementaren Formen als See, Meer, Fluß oder

Quelle, als Tau oder Regen vielfältige Bedeutung. Fließendes Wasser soll Schädigendes fortschwemmen. Geister, Hexen und Tote können einen Fluß nicht überqueren. Heilende Quellen und Heilbrunnen wurden kultisch verehrt. Im Glauben an geweihtes Wasser und Weihwasser übernahm die katholische Kirche solche Glaubenselemente. Wasser als Heilmittel soll gegen Schmerzen, Frostbeulen oder Ausschlag helfen, gesundes Wachstum und Schönheit fördern. Wasser oder Tau der Osternächte, des ersten Mai oder der Johannisnacht soll besonders wirksam sein. Das Spiegelbild des Wassers kann als Orakel gedeutet werden, ebenso Gegenstände, die ins Wasser geworfen werden, in der Form, wie sie sich berühren, wie sie schwimmen oder untergehen.

Wasser – Gefahr und Segen zugleich

Als in vorgeschichtlicher Zeit Menschen die ersten Boote zu Wasser ließen, den ersten Fluß hinabfuhren, den ersten See überquerten und sich schließlich aufs offene Meer wagten, fuhr die Angst mit. Aber vor allem waren sie getrieben von Entdeckerlust, von unstillbarer Neugier auf das Unbekannte. Mit dem Bootsbau und der Schiffahrt begann die uns bekannte Menschheitsgeschichte. Handel und Verkehr wurden möglich. Die ersten Reiche entstanden im Einzugsbereich großer Flüsse und an den Küstenlandstrichen. Noch das Römische Reich war geprägt durch das Mittelmeer, das mare nostrum (lateinisch: »unser Meer«). Alle großen Städte lagen am Wasser. Selbst im Zeitalter der Düsenjets empfinden wir einen großen Schiffshafen immer noch als »Tor zur Welt«. Bis ins neunzehnte Jahrhundert hinein war Weltmacht, wer die Meere beherrschte. Aber die Geschichte der Seefahrt ist auch eine Geschichte der Katastrophen. Die Urangst des Menschen vor dem Versinken und Ertrinken, vor der ungeheuren und gefährlichen Tiefe des Wassers wurde tausendmal und öfter Realität.

Seit der Eroberung des Wassers durch Schwimmer und Seefahrer gehört das Wissen um die Gefährlichkeit des Wassers zum allgemeinen Erfahrungsschatz der Menschheit. Es fand seinen zeitlos gültigen Ausdruck in der biblischen Beschreibung der Sintflut, die alles Leben verschlang. Nur die Schiffbauer der Arche Noah und ihre Besatzung, die sich dem Wasser anvertrauten, überlebten. So ist das Wasser Gefahr und Segen zugleich.

Wasser ist Leben: Was die Menschen zu allen Zeiten aus ihrer Erfahrungswelt wußten und in Mythen, Religion und Sagen widerspiegelten, hat die moderne Naturwissenschaft in seinen Zusammenhängen weitgehend erforscht und erklärt. 98,77 Prozent der gesamten Wassermenge auf der Erde befindet sich als Salzwasser in den Weltmeeren. Das ewige Eis der Polargebiete und das der Hochgebirge enthält eine Süßwasserreserve von etwas weniger als einem Prozent. In den Süßwasserseen und -flüssen, im Grundwasser und im Wasserdampf der Atmosphäre befinden sich die restlichen 0,3 Prozent. Diese geringe Menge ist die Grundlage des gesamten Lebens auf der festen Erde. Die Sonne bewirkt durch Erwärmung und Verdampfung des flüssigen Wassers den natürlichen Wasserkreislauf, der über Wolkenbildung und Niederschlag für die ständige Verbreitung und Diffusion des Wassers als Lebensstoff sorgt. Nur dieser ewige Austausch des Wassers erhält Menschen, Tiere und Pflanzen am Leben. Es muß als Transport- und Lösungsmittel für fast alle Stoffe im menschlichen Körper regelmäßig erneuert werden. Wasser als bewegtes und bewegendes Element ist für das physikalische Gleichgewicht unseres Körpers unerläßlich.

Unser Organismus braucht Wasser

Der Mensch empfindet sich selbst als beweglich, aber fest. Die Vorstellung, daß wir in Wirklichkeit mehr flüssig als fest sind (zwei Drittel Wasser, ein Drittel feste Materie), widerspricht eklatant dem, was wir fühlen und sehen, was wir von uns selbst und unseren Mitmenschen wahrnehmen. Und dennoch: Wir müssen trinken, trinken, trinken. Zwischen 2,5 und 4 Liter Wasser scheidet der Mensch täglich aus. Würden wir die Flüssigkeit nicht ersetzen, wären wir nach wenigen Wochen auf feste Materie reduziert. Soweit kann es nicht kommen. Der Mensch verdurstet nach wenigen Tagen. Ein Verlust von zehn Prozent des Wasseranteils im Körper führt zu empfindlichen Störungen, ein Verlust von 20 Prozent zum Tod. Ein Mensch stirbt im Durchschnitt nach etwa drei Tagen ohne Flüssigkeitsaufnahme.

Ohne feste Nahrung kann der Mensch dagegen wesentlich länger, in extremen Fällen einige Wochen, auskommen. Wir haben im Alltagsleben oft ein zwiespältiges Verhältnis zur Nahrungsaufnahme. Völlegefühl, Magenprobleme, ungesundes Essen und Gewichtsprobleme sind den meisten bekannt. Zu gesundheitsfördernden Maßnahmen gehören Entschlackungskuren und das Heilfasten. Ein entsprechendes »Heildursten« gibt es nicht. Ständige und regelmäßige Flüssigkeitsaufnahme ist für uns lebenswichtig.

Der Mensch scheidet durch Nieren- und Darmtätigkeit sowie die ganz normale Hautatmung, die sogenannte Perspiration, regelmäßig Flüssigkeit aus. Für eine gesunde Lebensweise empfiehlt die Deutsche Gesellschaft für Ernährung (DGE), täglich zwei bis zweieinhalb Liter Flüssigkeit zu sich zu nehmen, wobei etwa ein Liter durch den Flüssigkeitsanteil in fester Nahrung gedeckt wird. Sportlich aktive Menschen müssen wegen der erhöhten Wasserausscheidung durch vermehrtes Schwitzen natürlich entsprechend mehr trinken. Der Wasserhaushalt des menschlichen Körpers muß ständig in der Balance gehalten werden.

Was passiert im Körper? Das Wasser vermittelt die chemischen und physikalischen Stoffwechselprozesse sowie das Strömen und die Durchdringung der Gewebs- und Nahrungsflüssigkeiten. Die regelmäßige Flüssigkeitsaufnahme garantiert, daß Nähr- und Wirkstoffe transportiert und in Energie umgesetzt werden können. Stoffwechselschlacken gelangen in die Ausscheidungsorgane Nieren und Blase. Das Blut bleibt fließfähig und gewährleistet dadurch die Sauerstoffversorgung. Alle Organe benötigen Wasser entweder als Lösungs- oder als Transportmittel.

Das Wasser sorgt auch für die konstante Wärmeregulation des Körpers. Treiben wir Sport oder steigt die Außentemperatur, schwitzen wir. Körperflüssigkeit – Schweiß diffundiert durch die Haut – verdunstet auf der Oberfläche und kühlt so den Organismus. Auch diese Funktion ist lebenswichtig. Steigt die Temperatur des Körpers in den kritischen Bereich über 42 °C, ist der Mensch in Todesgefahr.

Die drastische Schilderung (siehe S. 18) verdeutlicht, wie lebensnotwendig Wasser für uns ist. Sie läßt uns auch verstehen, was in einigen Ländern und Klimazonen der tägliche Kampf ums Wasser für die Menschen bedeutet. Verseuchung und Verschmutzung des Wassers durch Umweltschadstoffe machen es immer mehr zu einer bedrohten und kostbaren Ressource. Der normale Mitteleuropäer aller-

Störung des Wasserhaushalts

Eine größere Störung des Wasserhaushalts im menschlichen Körper durch zuviel körperliche Aktivität, zuviel Hitze oder zuwenig Trinken führt erst zu einer Verlangsamung des Stoffwechsels. Der Körper versucht mit den Wasservorräten sparsam umzugehen. Er schränkt Funktionen ein. Wir spüren das als Antriebslosigkeit, Nachlassen der Leistungs- und Konzentrationsfähigkeit sowie des Erinnerungsvermögens, Trockenheit der Haut und Schleimhäute sowie verminderte Speichelbildung. Wird es gefährlich und dem Verirrten in der Wüste etwa naht keine Rettung, vermindert sich die Harnproduktion und -ausscheidung (Oligurie), es folgt Delir (Halluzinationen), dann Abfall des Herzminutenvolumens sowie des Blutdrucks, am Ende Nierenversagen und Tod.

dings wird gegenwärtig noch nur selten in solche Grenzbereiche geraten. Der nächste Wasserhahn ist nie weit, und an aufbereiteten Getränken wie Limonaden, Fruchtsäften, Tees oder Alkoholika herrscht bei uns ein früher nie gekannter Überfluß. Wir müssen keine Angst vor dem Verdursten haben, und wir haben im allgemeinen auch keine. An Wassermangel leiden wir höchstens in der Hinsicht, daß wir nur noch selten reines Wasser trinken und uns die Empfindung für die reinigende und den Körper zutiefst befriedigende Qualität dieses Getränks verlorenzugehen droht. Aber die Zunahme des Verkaufs von natürlichen Mineralwassern zeigt, daß auch hier ein Umdenkungsprozeß in Gang zu kommen scheint.

Wasser ist für unseren Organismus das Medium der Mäßigung, der Verbindung und der Proportion. Wir müssen immer soviel Flüssigkeit zuführen, wie wir verloren haben. Verbindung und Stoffaustausch unserer Körperorgane erfolgen mittels Wasser. Vermittelnde und ausgleichende Wirkungen hat das Wasser nicht nur in seinen äußerlichen Einwirkungen auf uns. Auch seelisch fühlen wir uns vom Wasser angezogen.

Stille Wasser sind tief –
Wasser und menschliche Psyche

Wasser fließt, fällt, strömt und treibt. Es verändert sich ständig. Kein Molekül bleibt an seinem Platz. Aber immer bleibt es eine Einheit. Tropfen können verschüttet werden, Wolken verdampfen. Am Ende fließen alle Wasser wieder ineinander. Wegen dieser Beschaffenheit ist Wasser seit Urbeginn ein tiefes Symbol für das ewige Leben. Alles Lebendige stirbt, aber das Leben geht immer weiter. Die Kette von werdendem und vergehendem Leben ist unendlich wie das Wasser. Das Eintauchen in das Wasser gibt dem brennenden Wunsch des Gläubigen nach der Teilhabe am ewigen Leben Ausdruck. Auch in den heidnischen Mythologien der meisten alten und neuen Völker ist das »Wasser des Lebens« bekannt, das Gesundheit und ewiges Leben verleiht. Es ist ein uraltes Motiv menschlicher Sehnsucht nach Unsterblichkeit.

»Alles fließt«

Der griechische Philosoph Heraklit (um 550–480 v. Chr.) hat es nach der Überlieferung Platos (um 428–347 v. Chr.) als erster ausgesprochen: »Alles fließt«, meinte er und beschrieb das Wesen des Seins als Fluß, dessen Wasser ständig wechselt und der doch immer derselbe bleibt. In seinem Gedanken schwingt Traurigkeit mit. Denn er meinte, daß diese Unendlichkeit als ewige Wiederkehr des Gleichen auch nichts wahrhaft Neues bieten könne. Neugier ist eigentlich fehl am Platz. In späteren Jahrhunderten nannte man ihn deshalb den »weinenden« Philosophen. Für ihn war Wasser also kein Jungbrunnen. Uns ist heute vom ekstatischen Glauben an das ewige Wasser auch nur noch wenig geblieben. Die Wasserberührung bei der christlichen Taufe zeugt noch davon, auch das Weihwasser der Katholiken. Ansonsten wissen wir einfach zuviel über die wirklichen physikalischen und biologischen Vorgänge im Erdengeschehen.

Dennoch, so rational wir auch sein mögen, treten wir an einen Fluß oder See, gehen wir am Meer entlang, dann erfassen uns tiefe Gefühle. Dann denken wir nicht: »Aha, H_2O, na ja.« Niemand hat ein emotionsloses Verhältnis zu Wasser. Wir empfinden Harmonie, Aufnahmebereitschaft, Glück oder auch Angst und Erregung. Ob im religiösen Glauben, in der mythischen Sehnsucht, der philosophischen Erkenntnis oder der aufgeklärten Geschäftigkeit, immer ist es die Begegnung mit dem Element, aus dem wir alle stammen, die uns umtreibt, wenn wir uns dem Wasser nähern und – die unserer Seele Beruhigung und neue Kraft verschaffen kann.

Schon im Alltag hebt eine belebende Dusche oder ein entspannendes Bad unsere Stimmung. Wir fühlen uns frisch und wie neu geboren. Wasser ist je nach Einwirkung ein Entspannungs- oder Aktivierungsmittel, das immer den ganzen Körper erfaßt und deswegen ähnlich der sportlichen Aktivität über hormonelle Vorgänge auf unsere Psyche und unsere Gefühlsstimmung einwirkt. Das tiefe, unergründliche Wasser gilt als Medium des Unterbewußten.

In europäischen und asiatischen Märchen werden drei Königssöhne ausgesandt, um das Wasser des Lebens für ihren kranken Vater zu holen. Der jüngste findet es, aber die beiden älteren nehmen es ihm weg. Sie werden des Betrugs überführt und bestraft. Die tiefenpsychologische Märchendeutung versteht den Weg des Helden zum Lebenswasser als Weg zum Unterbewußtsein. Das Finden des Wassers bedeutet gelungene Persönlichkeitsintegration und seelische Reife. Psychologische Deutung, therapeutische Wirkung: Heute versucht man, den Effekt des Wassers auf die menschliche Psyche zu verstehen und zu nutzen. Auch das ist wichtig. Aber – stille Wasser sind tief. Was die menschliche Seele eigentlich ist, was sie ausmacht, darauf gibt es religiöse, philosophische und psychologische Antworten, und keine bietet die ganze Wahrheit. Sollten wir uns die Seele bildlich vorstellen, so wäre sie wie ein tiefer Gebirgssee zwischen den Stürmen. Ruhig und dunkel, von organischer Struktur, glatt, ohne Brüche, Risse und Verletzungen. Die Seele des Menschen bleibt unergründlich wie das Wasser. Vielleicht läßt sich sagen: Momente, in denen Sie tief einverstanden sind mit dem Leben und mit sich selbst, solche Momente sind Abbilder der Seele. Setzen Sie sich an einen Fluß, einen See oder an einen Meeresstrand, schauen Sie der Strömung, der sanften Bewegung, dem Spiel der Wellen zu, und Sie sehen in den Spiegel ihrer Seele. Es tut gut.

Die Hydrotherapie bei den Griechen und Römern

Im antiken Griechenland wurde die Wasserheilbehandlung erstmals zu rein physiologischen Zwecken genutzt. Der Urvater der modernen Medizin, Hippokrates (um 460–370 v. Chr.), entwickelte als Grundlage seiner Therapie Kaltwasserbäder in den Quellen seiner Heimatinsel Kos und Trinkkuren, die bei vielen Krankheiten heilende Wirkung haben sollten. Ausgrabungen und literarische Schilderungen etwa von Plinius und Sueton zeigen uns, daß sich in Griechenland und später im Römischen Reich eine ausgedehnte und sehr spezifische Heilbad-Kultur entwickelt hatte. So halfen etwa die Quellen von Puteoli gegen Rheuma, die Thermen von Abano und Sciaccia linderten Schmerzen. Der griechische Arzt Asklepiades (um 124–60 v. Chr.) entwickelte in Rom die erste methodische Hydrotherapie.

Die Römer verbanden aber vor allem Reinigung, Badegenuß und Entspannung mit ihren Bädern. Wohlhabende ließen Badewannen und Badezimmer in ihre Häuser einbauen. Die Erfindung der Warmluftbeheizung verhalf dem öffentlichen Thermalbad zum Durchbruch. In der römischen Kaiserzeit wurden Thermalbäder zu gesellschaftlichen und kulturellen Zentren. Ausgestattet mit Arzt-, Sport- und Massageräumen, Bibliotheken, Museen und Läden, wurden sie zu einem Markenzeichen römischer Zivilisation. Rund um das Wasser entstanden Orte seelischer Entspannung, geistiger Sammlung und gesellschaftlicher Kommunikation. Die römische Badekultur verbreitete sich über das gesamte Weltreich. Heilorte wie Abbach, Trier und Badenweiler wurden von den Römern gegründet.

Heilmittel Wasser

Wasser heilt. Das wußten die Menschen von allem Anfang an. Schon in der Jungsteinzeit vor mehr als 4000 Jahren wurden manche Quellen, die als besonders heilkräftig galten, als heilig verehrt. Dort wusch sich, wer Heilung und Linderung erhoffte und die Götter für sich einnehmen wollte. Waschungen zur kultischen Reinigung des Körpers waren jahrhundertelang in den meisten Religionen vorgeschrieben. Der Heilzweck drückte sich etwa in China und Ägypten in der Vorstellung aus, Kranke würden durch bestimmtes Wasser von Geistern und Dämonen befreit.

Das »nasse Element« im Mittelalter

In den öffentlichen Badestuben des Mittelalters stand vor allem das Vergnügen im Vordergrund. Männer und Frauen badeten häufig gemeinsam. Dabei ging es um alles andere als um Reinigung und Gesundheitsförderung. Die hygienischen Zustände waren schlecht und begünstigten eine der größten Katastrophen in der europäischen Geschichte. Der »Schwarze Tod« kam um 1320 nach Europa und wütete hier fast ein Jahrhundert lang. Die Pest kostete etwa 25 Millionen Todesopfer, jeder dritte Europäer starb qualvoll. Ratten auf Handelsschiffen aus China brachten die Krankheit nach Europa. Der Erreger wurde vom Rattenfloh übertragen. Das wußten die Menschen damals nicht. Sie hielten Geister und Dämonen für verantwortlich. Prediger geißelten mangelnde Gottesfurcht und das Übermaß an Sünde. Das Badewesen wurde von der Obrigkeit stark eingeschränkt. Die Menschen mieden das Wasser in dem Glauben, es öffne die Poren und mache den Körper anfällig für Krankheiten. Da die Pest sich mit den Schiffen über das Meer und dann die Flüsse entlang ausbreitete, entstand der fatale Eindruck, das Wasser selbst bringe die Krankheit. Wasser geriet in Verruf. Drei Jahrhunderte vergingen, ehe man sich wieder seiner heilenden Wirkung erinnerte.

Die moderne Naturwissenschaft nahm ihren Anfang mit der Wiederentdeckung antiker Kenntnisse, und einige Ärzte, Naturheilkundige und interessierte Laien begannen Mitte des 17. Jahrhunderts auch die Wasserheilkunde weiterzuentwickeln. Vor allem die beiden schlesischen Ärzte Siegmund Hahn (1664–1742) und dessen Sohn Johann Siegmund Hahn (1696–1773) verzeichneten aufsehenerregende Heilerfolge mit ihren Kuren. Den vom Volksmund sogenannten »Wasserhähnen« folgten Laien. Brennend interessierte Idealisten, deren Anschauung sich ebenfalls aus der antiken Medizin herleitete. Damals wurde in der Nachfolge des Hippokrates vor allem die naturgemäße Behandlung, die »Diaita« (Diät), hervorgehoben, die sich aus dem Erfahrungswissen und der genauen Beobachtung des Menschen herleitete. Dem eiferten die schlesischen Schulkameraden Vinzenz Prießnitz (1799–1851) und Johann Schroth (1798 bis 1856) nach. Sie waren zusammen mit Sebastian Kneipp (1821–1897) die Begründer der modernen Naturheilkunde.

Der Bauer Vinzenz Prießnitz erwarb sich schnell einen Ruf als Wunderdoktor und wurde sogar der Hexerei angeklagt. Der stetig wachsende Zulauf an Patienten rettete ihn, und 1831 bekam er die Erlaubnis, eine Badeanstalt zu eröffnen. Unter den später bis zu 2000 Besuchern befanden sich auch zahlreiche Prominente. Auch Chopin oder Gogol etwa ließen sich von Prießnitz mit Kaltwassergüssen, Wickeln, Trinkkuren und Warmbädern behandeln.

Der Fuhrunternehmer und Landwirt Schroth hingegen entwickelte eine Form der Wasser-Heilbehandlung, die auch heute noch als sogenannte Schroth-Kur unter medizinischer Aufsicht durchgeführt wird. Er beobachtete, daß zuviel Flüssigkeit im Körper die Leistungsfähigkeit herabsetzt und verabreichte eine Trockendiät aus Altbrot und Getreidebreien vor allem für Nierenkranke und Rheumatiker.

Am populärsten ist jedoch bis heute der »Wunderdoktor aus Bad Wörishofen« und Priester Sebastian Kneipp. Sein Lebensweg und seine aus eigener Erfahrung gewonnenen Behandlungsmethoden machten ihn weltberühmt.

Als Sohn bitterarmer Webersleute im Allgäu wuchs er in Armut und Not auf. Er mußte schon als Kind mit den Geschwistern zusammen am Webstuhl arbeiten. Zum Glück wurde der örtliche Kaplan auf Sebastian aufmerksam und ermöglichte dem begabten Jungen noch im Alter von 21 Jahren den Eintritt ins Gymnasium in Dillingen. Später studierte er in München Theologie und Philosophie. Mit 31 Jahren zum Priester geweiht, eröffneten ihm die Ärzte kurz darauf, daß er an Tuberkulose leide. Die damals unheilbare Krankheit war Folge des Raubbaus an seiner Gesundheit in der Jugendzeit. Die Ärzte gaben ihn auf.

Aber er wollte leben. Er studierte alle Schriften über Heilmethoden, die er beschaffen konnte. Er betrieb ein intensives medizinisches Selbststudium. Bei Johann Siegmund Hahn wurde er fündig. Die Vorstellung von der Kraft des frischen Wassers, die gesunde und kranke Körper bewegt, beeindruckte ihn tief, entsprach sie doch auch der Aufnahmesymbolik seines Glaubens, der Taufe. Kneipp behandelte sich ein halbes Jahr lang nach den Anleitungen des Buches, bis er eher zufällig eine entscheidende Abwandlung vornahm. Da er die Behandlung auch im Winter fortsetzen wollte, lief er zwei- bis dreimal in der Woche zur Donau, badete dort kurz und rannte – man

---

Die Kneipp-Kur

Das Prinzip ist einfach und wirksam. Es besteht aus der Folge von aktiver Erwärmung, kurzer Abkühlung und aktiver Wiedererwärmung. Der Kreislauf wird intensiv stimuliert, das vegetative Nervensystem mit der Dauer der Behandlung fortgesetzt stabilisiert und die Immunabwehr gestärkt. Alle Vorgänge im Körper, die Gesundheit und Wohlbefinden beeinflussen wie Herztätigkeit, Atmung, Stoffwechsel, Schlaf-/Wachrhythmus, Verdauung und Drüsentätigkeit sowie hormonell bedingte Stimmungslagen werden positiv beeinflußt.

kann es sich lebhaft vorstellen –, um wieder warm zu werden, so schnell wie möglich zurück nach Hause. Im nächsten Sommer war Sebastian Kneipp geheilt.

Was war geschehen? Das wollte Kneipp auch wissen. Er erforschte und systematisierte das Phänomen, probierte jahrelang die verschiedensten Wasserbehandlungen an sich selber aus und beobachtete deren Wirkung. Im Jahr 1866 veröffentlichte er als Ergebnis das Buch »Meine Wasserkur«. Die bewegende Lebensgeschichte Kneipps, die Überzeugungskraft seines Leidens und Suchens und nicht zuletzt die Glaubwürdigkeit und Menschengüte des Priesters ließen das Buch schnell zum Bestseller werden. Vor allem: Die Richtigkeit seiner Folgerungen konnte jeder am eigenen Leib erfahren. Kneipp-Kuren wurden überall ausprobiert – und sie wirkten.

Mit Kneipp begann die moderne Hydrotherapie. Heute gibt es zahlreiche weitere erprobte Heilanwendungen, bei denen Wasser eine wesentliche Rolle spielt. Dazu gehören etwa Bewegungstherapien, Schwimmen, Güsse, Unterwassermassagen, Bäder, Wickel, Umschläge, Rollkuren, homöopathische Mittel, Bach-Blütentherapie, Trinkkuren und Formen der Psychotherapie. Auch bei Schwefel-, Soleoder Jodbädern ist Wasser als Trägerstoff unentbehrlich. In unserer modernen Industriegesellschaft sind Kuren in Heilbädern ein unverzichtbares und auch vom Gesetzgeber sowie den Sozialversicherungsträgern anerkanntes Mittel zur Regeneration der Lebens- und Arbeitskraft.

Kneipp mußte und konnte sich selbst behandeln. Ärzte heilen, Patienten lassen sich heilen. Das gilt seit Beginn der Heilwissenschaft. Der Patient – lateinisch: der Leidende, Erduldende – ist passiv. Der Arzt muß aktiv sein. Er forscht, beobachtet, verschreibt, operiert. Der Patient ist Objekt, er hält still, bis er gesund oder tot ist. Klar, daß kein Mediziner auf Kneipps Idee kommen konnte. Da der nur selbst etwas für sich tun konnte, mußte er aktiv werden und entdeckte: das Prinzip der Selbstaktivierung des Körpers. Turnen, Leichtathletik, Trimmen, Fitneß, Jogging, Aerobic, Schwimmen oder Aqua-Aerobic – wie auch immer man es in den Jahrzehnten nach Kneipp genannt hat – Bewegung ist gesund. Sie erfaßt den ganzen Körper, sie wirkt auf die Seele, sie stärkt den ganzen Menschen. Bewegung im Wasser bietet noch einige zusätzliche positive Aspekte, die wir im folgenden Kapitel kurz beschreiben wollen.

Bewegung im Wasser

Im Mutterleib schwimmt das Ungeborene im Fruchtwasser. Säuglinge und Kleinkinder fühlen sich im Wasser besonders wohl. Babys führen im Wasser automatisch Schwimmbewegungen aus. Sie fühlen sich dem Wasser als bergendem und belebendem Element noch eng verbunden. Kleinkinder können stundenlang mit fließendem und stehendem Wasser spielen. Sie plantschen mit Begeisterung, füllen Wasser von einem Gefäß ins andere und setzen gerne ganze Badezimmer unter Wasser. Das zeigt, wie nah der Mensch in seinem Ursprung dem Element steht.

Aber jeder kennt die Szenen im Schwimmbad oder am See: Weinende oder schreiende Kinder und Eltern, die sie mehr oder weniger behutsam ins Wasser bugsieren wollen. Wenn Kinder heranwachsen, nehmen sie Wasser oft auch als Bedrohung wahr. Die Weite und Offenheit von See und Meer bietet ihnen keine Geborgenheit. Ihr Körper wird empfindlicher für die Reize der Außenwelt. Sie empfinden die Temperatur des Wassers als unangenehm kalt. Nicht zuletzt ist die Bewegung im tiefen Wasser, das Schwimmen, ein komplizierter Vorgang, der viel Training erfordert (im Gegensatz zu Aqua-Aerobic, das aus gewohnten Bewegungsmustern besteht), denn die angeborenen frühkindlichen Reflexe sind längst verlorengegangen. Kinder, die man wasserscheu nennt, können, aus welchen Gründen auch immer, diesen Problemkreis nicht oder erst sehr viel später bewältigen. Manche werden traumatisiert und behalten ihr Leben lang eine Aversion gegen Wasser.

Oft erst als Erwachsene entdecken wir die Wohltat der Bewegung im Wasser wieder. Besonders ältere Menschen schwimmen gerne lange und ausdauernd, erlangen sie doch im Wasser einen Teil ihrer früheren Beweglichkeit wieder. Wir Menschen schwimmen, indem wir durch antrainierte Bewegungstechniken dynamischen Auftrieb erzeugen. Wenn uns dies zur Selbstverständlichkeit geworden ist, können wir die therapeutischen Effekte des Schwimmens bewußt wahrnehmen. Die allgemeinen Wirkungen der Bewegung im Wasser – unabhängig von sportlichen Zielen – sind vielfältig.

Schwerelosigkeit

Von der Last und Schwere des Körpers frei zu sein, das ist im wahrsten Sinn des Wortes ein Menschheitsttraum. Die meisten Menschen haben sogenannte Levitationsträume, in denen sie sich als fliegend, schwebend oder fallend erleben und fühlen. Fasziniert beobachten wir die schwerelosen Bewegungen von Astronauten im Weltall. In unserer Wirklichkeit aber können wir nur im Wasser zumindest teilweise das Gefühl von Schwerelosigkeit erfahren.

Das Gefühl der scheinbaren Schwerelosigkeit im Wasser hat mehrere Ursachen. Wasser besitzt eine 970mal größere Dichte als Luft und setzt der natürlichen Schwerkraft entsprechend mehr Widerstand entgegen. Diese Auftriebskraft des Wassers wird durch das Luftpolster in den Lungen unterstützt. Die Bewegungsverzögerung aufgrund des Wasserwiderstands verstärkt den subjektiven Eindruck des Gleitens und Schwebens, der harmonischen Bewegung im Wasser. Die Levitation des Körpers im Wasser wird als therapeutischer Effekt etwa bei psychischen Störungen oder in der Behindertenpädagogik genutzt.

Das Archimedische Prinzip

Nach dem Gesetz des Archimedes (um 287–212 v. Chr.) verliert ein Körper im Wasser soviel an Gewicht, wie die von ihm verdrängte Flüssigkeit wiegt. Selbst schwere oder dicke Menschen schweben gleichsam im Wasser. Sie müssen ungleich weniger Kraft aufwenden, um sich im Wasser fortzubewegen, als auf festem Boden, wo sie das ganze Gewicht ihres Körpers zu tragen haben. Wer im tiefen Wasser bewegungslos verharrt, sinkt nicht wie ein Stein auf den Grund, sondern nur wenig unter die Wasseroberfläche. Wir können uns bei einiger Übung waagerecht auf dem Rücken ausgestreckt im Wasser treiben lassen und »toter Mann« spielen.

Entlastung des Bewegungsapparats

Die Leichtigkeit des Körpers hat natürlich auch Auswirkungen auf Knochen, Gelenke, Bänder und Skelettmuskeln des Körpers. Befinden wir uns bis zu den Schultern im Wasser, lasten nur noch etwa zehn Prozent des sonstigen Körpergewichts auf dem menschlichen Bewegungsapparat. Wegen dieser Eigenschaft ist Wasser ein ideales Medium der physiotherapeutischen Vor- und Nachsorge bei Schäden oder Verletzungen. Es ermöglicht Linderung bei chronischem Verschleiß an Bandscheiben und Gelenken, sei er ausgelöst durch Krankheit oder Beruf. Gezieltes Aufbautraining im Wasser gehört zur Rehabilitation nach Knochenbrüchen, Bänderrissen oder ähnlichen traumatischen Verletzungen. Auch langfristige oder angeborene Haltungsschäden im Bereich der Wirbelsäule können durch Schwimm- und Bewegungsübungen ausgeglichen werden.

Nicht zu unterschätzen ist auch der Aspekt der sportlichen Aktivität von Schwer- und Übergewichtigen. Beim Laufen, Springen oder Gewichtetraining, bei jeder Sportart setzen diese Personen sich einem besonders hohen Verletzungsrisiko aus. Der unter dem Gesetz der Schwerkraft widerstrebende Körper macht ihnen zudem oft die Problematik ihres Gewichts schmerzhaft bewußt. Frustration und Aufgabe ist oft die Folge und verstärkt das psychische oder physische Leiden am eigenen Körper. Gerade für diese Menschen ist Aqua-Aerobic ideal. Durch die Erleichterung des Körpers wird der gestreßte Bewegungsapparat geschont. Das Körpergefühl ist leicht und angenehm. Das Ziel der Gewichtsabnahme wird auch durch den erhöhten Energieverbrauch eher erreicht.

Erhöhter Energieverbrauch – Kalorien verbrennen im Wasser – Schwitzen oder Aqua-Aerobic

Sport, körperliche Arbeit, Anstrengung, Mühsal – dabei denken wir an Schweiß. Gewichtsabnahme und Energieverbrauch des Körpers ist im allgemeinen mit Schwitzen verbunden. Für Bewegung im Wasser heißt das Motto: Aqua-Aerobic statt Schwitzen! Allein die gegenüber der Luft niedrigere Temperatur des Wassers hält die Wärmeregulation des Körpers auf Trab. Eine weitere Eigenart von Wasser ist seine hohe Wärmeleitfähigkeit. Die Wärme – zum Beispiel eines Tauchsieders – verteilt sich rasch und gleichmäßig in der gesamten Wassermenge etwa eines Kochtopfes. Deswegen verwenden heutige Heizungssysteme in der Regel Wasser als Wärmetransportmittel vom Brenner zum Heizkörper in der Wohnung. Wenn wir einen Menschen berühren, beurteilen wir in der Regel, ob er sich kalt oder warm anfühlt. Fassen wir ihn im Wasser an, bemerken wir kaum einen Unterschied zur umgebenden Wassertemperatur. Seine Körperwärme wird ständig vom Wasser abgeleitet. Klar, daß der Organismus laufend damit beschäftigt ist, den Wärmeverlust zu ersetzen und die Körpertemperatur nicht absinken zu lassen. Wer nur still im Wasser steht, verbrennt schon mehr Energie als an Land. Bei entsprechender Bewegung potenziert sich dieser Energieverbrauch natürlich. So ist zum Beispiel der Kalorienverlust beim Aqua-Jogging viel höher als der beim Gehen oder Joggen an Land. Das liegt allerdings auch an der schon erwähnten größeren Dichte des Wassers. Verhilft sie uns bei Ruhe oder geringer Bewegung zum Eindruck einer gewissen Schwerelosigkeit, so bewirkt sie bei schneller und kraftvoller Bewegung das genaue Gegenteil. Um dasselbe Ziel zu erreichen, müssen wir im Wasser viel mehr Energie einsetzen als an Land. Die meisten sind schon einmal mit großem Spaß ins Wasser gerannt und wissen, daß sich ihr hohes Tempo drastisch verringert, je tiefer sie sich im Wasser befinden. Dieser Effekt wird noch gesteigert, wenn gezielte Übungen gegen den Wasserwiderstand ausgeführt werden. Also: Kalorien verbrennt man am besten im Wasser!

Hygiene und Gesundheit

Wir fühlen uns einfach gut, wenn wir uns gewaschen, geduscht oder gebadet haben. Schwitzen ist dagegen eher mit Unwohlsein und dem Bedürfnis nach Reinigung, nach Wasser, verbunden. Wer schwimmt, fühlt sich sauber. Die Aktivität im Wasser verbindet physiologische Aspekte der Gesundheitsförderung mit diesem positiven Selbstgefühl. Bewegung im Wasser ist im allgemeinen eine saubere Sache. Natürlich gibt es auch unreine Seen und Gewässer. Eine gewisse Infektionsgefahr für Pilzerkrankungen und bakterielle Infektionen in schlecht kontrollierten oder alten Schwimmbädern ist vorhanden.

Aber solche Probleme sind doch selten. Überdies können wir ja auch selbst entscheiden, ob wir lieber im Hafen von Marseille oder in Bad Wörishofen baden gehen wollen.

Bewegung in Heilwässern besitzt außerdem vielfältige medizinische Bedeutung. Je nach Zusammensetzung wirken sie auf die allgemeine Konstitution, auf bestimmte Organe oder gegen bestimmte Krankheiten, wie etwa Gelenkerkrankungen, Hautleiden, Herzerkrankungen, Lähmungen oder Durchblutungsstörungen.

Stärkung der Abwehrkräfte

Kalte Dusche, das klingt nicht gut. Kindheitserinnerungen und der allgemeine Sprachgebrauch lassen einen an Unangenehmes denken. Aber wer sich dazu durchringt, hat nur Gutes davon. Die Wassertemperatur übt Reize aus, die im menschlichen Organismus bestimmte Anpassungsprozesse auslösen. Sie sorgt im Körper für hektische Betriebsamkeit. Die Wärmeregulation arbeitet auf Hochtouren. Alle Organe werden intensiv durchblutet. Es ist wie Jogging im Stehen. Der Kältereiz des Wassers, aber auch der Temperaturwechsel zwischen Wasser und Luft wirkt besonders intensiv auf die Haut. Ihre Poren öffnen und schließen sich – je nachdem. Die intensive Rötung aufgrund der besonders starken Durchblutung nach einem Bad in kaltem Wasser ist jedem bekannt.

Wichtig:
Die Funktionstüchtigkeit der Haut wird im Wasser und durch Wasser wesentlich gefördert. Der martialische Begriff Abhärtung findet zwar mit Recht nur noch wenig Gegenliebe. Aber die Stimulierung des Körpers durch in Maßen kaltes Wasser verbessert deutlich den allgemeinen Schutz vor Erkältungen und Infektionskrankheiten.

Massagewirkung

Gönnen Sie sich eine Massage – machen Sie Aqua-Aerobic! Sie arbeiten gegen den Wasserwiderstand. Sie bewegen nicht nur sich, sondern auch das Wasser um sich herum. Bewegung im Wasser verursacht wegen der schon besprochenen hohen Dichte des Mediums Strömungen, Luftblasen und Wirbel. Die dem Wasser weitergegebenen Bewegungen verteilen sich nicht gleichförmig, sondern unspezifisch und wellenförmig. Sie wirken durch das Gewicht des Wassers wie eine aktive Massage. Whirlpools und Sprudelbäder nutzen diesen Effekt. Medizinisch wird er als Massage mittels Unterwasserdruckstrahlen eingesetzt. Aber auch beim einfachen Schwimmen – und noch viel mehr beim Aqua-Training – kann ihn jeder für sich selbst erzeugen.

Gezielte Bewegung im Wasser wie zum Beispiel beim Aqua-Aerobic verstärkt die Selbstmassage und richtet sie auf bestimmte Körperregionen. Haut, Bindegewebe und vor allem die Muskulatur werden nicht nur wegen der besseren Durchblutung infolge des Temperaturreizes, sondern auch durch die Massagewirkung des Wassers trainiert und gestärkt. Beides fördert außerdem den Stoffaustausch im Gewebe und die Elastizität der Blutgefäße, die sich dem ständigen Wechsel von Temperatur und Wasserdruck während der Bewegung im Wasser anpassen müssen, sich also ständig erweitern und wieder zusammenziehen. So können vielfach so klassische Elemente der Massage wie Knetungen, Reibungen und Streichungen ersetzt werden.

Geringe Verletzungsgefahr

Wasser hat keine Balken, sagt der Volksmund – und meint damit, man kann nicht darüberlaufen. Aber man kann eben auch nicht hinfallen und sich anstoßen. Für jede Aktivität im Wasser gilt: Das Verletzungsrisiko ist ungleich geringer als an Land. Die Belastungen für Sehnen, Bänder, Gelenke und Skelettmuskulatur werden durch die schon beschriebene Levitation des Körpers minimiert. Es kann kaum zu Stauchungen, Überdehnungen oder Zerrungen kommen. Im Gegenteil kann sich Aqua-Aerobic auf vorhandene Schäden positiv auswirken. Wasserwiderstand und Wasserdichte sorgen dafür, daß Bewegungen meist relativ langsam und viel kontrollierter ablaufen als an Land.

Vorteile für das Herz-Kreislauf-System

Das Herz-Kreislauf-System wird durch den hydrostatischen Druck des Wassers in ganz besonderer Weise gefördert. Im Wasser unterliegt der Körper einem höheren Druck als in der umgebenden Luft, der mit zunehmender Wassertiefe wächst. Wir kennen das Prinzip vom Dampfkochtopf oder aus dem Auto: Druck erzeugt Energie. Die an der Hautoberfläche liegenden Blutgefäße werden zusammengedrückt. Dadurch wird mehr Blut in den Brustraum gepreßt. Das Herz kann mit einem größeren Blutangebot arbeiten. Die Vordehnung des Herzmuskels wird erhöht. Das Herzschlagvolumen vergrößert sich um bis zu etwa 20 Prozent. Die Herzfrequenz sinkt. Das Herz arbeitet ökonomischer und wird länger und besser durchblutet. Autoliebhaber wissen es: Hubraum ist durch nichts zu ersetzen. Beim Schwimmen geht es uns natürlich nicht in erster Linie um bessere Leistungsentfaltung. Durch mäßige, aber regelmäßige Bewegung im Wasser können wir das Herz-Kreislauf-System gesund erhalten und Krankheiten sowie Schäden an dessen Organen gezielt vorbeugen.
Der Wasserdruck wirkt auch auf den übrigen Körper. So fördert er den venösen Rückstrom des Blutes aus den Beinen und kann so etwa der Bildung von Krampfadern vorbeugen. Druck auf Bauch und Arme verändert außerdem die Atmung. Er erschwert das Einatmen, wodurch die Atemmuskulatur gekräftigt wird. Das Ausatmen hingegen wird durch den Druck begünstigt und vertieft.
All diese Aspekte der Bewegung im Wasser zeigen uns: Wasser ist gesund. Wenn wir in sauberem Wasser schwimmen, baden, Sport treiben, wenn wir es trinken, tun wir Gutes für unseren Körper und unsere Seele. Es ist in unserem Alltagsgebrauch vielleicht kein Heilmittel, aber auf jeden Fall ein Gesundheitsmittel, dessen Sie sich bedienen sollten, wann immer Sie können. Ein Weg dazu ist Aqua-Aerobic, eine Zusammenfassung dynamischer Bewegungsübungen im Wasser, die die gesundheitsfördernden Aspekte des Mediums Wasser ganzheitlich und gezielt aufnimmt und dadurch Menschen jeden Alters zu mehr Lebensfreude verhelfen will.

2 Wasser und Fitneß

Warum sagt man nicht einfach Wassergymnastik? Menschen stehen im Wasser und machen Kniebeugen. Die meisten kennen das. Viele finden es vielleicht etwas fade. Aber es ist gesund, sicherlich.

Was ist Aqua-Aerobic?

Grundlage der Idee »Aqua-Aerobic« ist in der Tat die seit Jahren bekannte und bewährte Wassergymnastik. Dabei handelt es sich um das Ausführen einfacher Bewegungsformen im Wasser, also z.B. Hüpfen, Federn, Laufen etc. in Kombination mit Armbewegungen oder ohne.
Sportwissenschaftler und -mediziner haben sich lange Gedanken gemacht, wie sich die positiven Wirkungen der Bewegung im Wasser noch besser nutzen lassen, um den Körper zu aktivieren und seine Gesundheit zu fördern. Sie entwickelten für die verschiedensten Bedürfnisse von der Rehabilitationsmaßnahme bis zum Leistungssport unterschiedliche Trainingsformen und Übungszusammenhänge. Sie alle lassen sich als moderne Weiterentwicklungen der konventionellen Wassergymnastik unter den Begriffen »Aqua-Training« oder auch »Aqua-Fitneß« zusammenfassen. Dazu gehören zum Beispiel Aqua-Jogging, Aqua-Power-Training und eben Aqua-Aerobic (oder auch »Aquarobic«).

Jogging im Wasser

Beim Aqua-Jogging geht es – wie Sie sich denken können – um das Laufen im Wasser. Das Laufen im Wasser ist natürlich auch ein Einzelelement der guten, alten Wassergymnastik, ebenso wie Aqua-Jogging Bestandteil des modernen Aqua-Aerobic ist (siehe auch S. 156). Aqua-Jogging kann jedoch auch allein als ausschließliche Trainingsform betrieben werden. Schon Kneipp entwickelte Wassertreten bzw. Wasserlaufen als Bestandteil seiner Kur. Ihm ging es vor allem um den heilenden Effekt, den wir im vorigen Kapitel besprochen haben. Aqua-Jogging will dem Gesunden zu mehr Ausdauer und größerer Belastbarkeit verhelfen. Wer viel sitzt oder steht, dem bietet das Laufen ganz notwendigen körperlichen Ausgleich und darüber hinaus frische Luft und Naturgenuß. Es macht auch ein wenig »high«. Nach einer gewissen Trainingsphase kann man den Körper durch die gleichförmige Laufbewegung über längere Zeit an der Grenze der Belastbarkeit halten, ohne ihm zu schaden. Dann werden Glückshormone, die sogenannten Endorphine, ausgeschüttet. Sie vermitteln uns ein Gefühl von Leichtigkeit und Grenzenlosigkeit. Wir möchten ewig so weiterlaufen.

Vorsicht:

Wie bei aller sportlichen Betätigung gilt auch hier: Zu schnell zu viel ist ungesund! Fangen Sie langsam an, steigern Sie sich stetig. Brechen Sie nichts übers Knie. Laufen Sie nur so, wie Sie sich wohl fühlen. Ihr Körper sagt Ihnen, wo seine Grenzen sind. Achten Sie darauf, und versuchen Sie nicht, Rekorde zu brechen.

Laufen im Wasser nutzt gegenüber dem normalen Jogging die Vorteile des Temperaturreizes, des höheren Energieverbauchs und der Massagewirkung. Aber vor allem belastet es die Gelenke kaum.

Es gibt zwei Formen von Aqua-Jogging: Einerseits das normale Laufen im hüft- oder brusttiefen Wasser mit Bodenberührung. Zum anderen das sogenannte Suspended Deep Water Running. Um die Belastung von Bändern und Skelettmuskeln noch weiter zu verringern, »läuft« man mit Hilfe einer speziell entwickelten Weste im tiefen Wasser ohne Bodenkontakt. Besonders bei der Rehabilitation nach komplizierten Brüchen und Bänderrissen kann dies eine große Hilfe sein.

Aqua-Jogging kann auch von Untrainierten oder Einsteigern durchgeführt werden. Es wäre jedoch falsch, einfach Aqua-Jogging mit dem Jogging an Land gleichzusetzen. Zwar ist der Bewegungsablauf fast derselbe, die Schwerelosigkeit im Wasser erschwert aber die Koordination. Deswegen bedarf es schon einiger Übung, bis man Aqua-Jogging korrekt durchführen kann.

Aqua-Power-Training

Beim Aqua-Power-Training steht dagegen die Weiterentwicklung der Kraftreserven in einem austrainierten, leistungsbereiten Körper im Vordergrund. Wem es wichtig ist, die Grenzen seines Körpers kennenzulernen und weiter hinauszuschieben, der findet darin eine geeignete Trainingsform. Auch Leistungssportler können aus ihr großen Nutzen ziehen. Aqua-Power-Training ist eigens zur Förderung der Kraftausdauer entwickelt worden und eignet sich nur für Fortgeschrittene, die schon über gutes Wassergefühl sowie ein gewisses körperliches Leistungsvermögen verfügen. Power-Training wird mit besonderen Gewichten oder Hilfsmitteln ausgeübt, die den Wasserwiderstand verstärken, wie z. B. Schwimmbrettern, Wasserhanteln u. ä.

Aqua-Aerobic hingegen verbindet die – im vorangegangenen Kapitel beschriebenen – begünstigenden Einflüsse des Wassers mit den Vorteilen, die ein gezieltes Aerobic-Training bietet.

Musik, Spaß und ohne Unterbrechung wechselnde Übungen: So kennt man Aerobic allgemein. Die rhythmische Begleitung durch Musik vermittelt das Gefühl von Tanz und Leichtigkeit. Sie nimmt der Gymnastik außerdem den unangenehmen Eindruck des Turnstunden-Drills, den viele noch aus ihrer Kindheit und Schulzeit in Erinnerung haben. Aerobic bedeutet aber mehr.

Gesundheitsfördernde und medizinische Absicht steckt dahinter. Die Bezeichnung Aerobic leitet sich her von dem Begriff »aerob« – mit Sauerstoff lebend. Aerobic als Trainingsform hat zum Ziel, den Körper so zu belasten, daß möglichst viel Energie unter Verbrauch von Sauerstoff bereitgestellt wird. Nach einer Aufwärmphase (= Warm-up, hier wird der Körper langsam an die Belastung herangeführt, der Puls durch einfache Bewegungen erhöht) werden im Hauptteil ohne Pause eine Reihe schnellerer, kraftintensiver Übungen im Rhythmus der Musik ausgeführt. Nach einer Abkühlphase (= Cool-down, Bewegung wird langsamer, der Puls sinkt) beschließen Dehnübungen zum Ausklingen die Trainingseinheit.

Ziel ist dabei, den Trainingszustand so zu verbessern, daß über die gesamte Trainingsphase hinweg unser Organismus die Energie größtenteils auf aerobem Stoffwechselweg bereitstellt. (In den Muskelzellen befinden sich sogenannte aerobe Enzyme. Sie verbinden Sauerstoff und Nährstoffe miteinander und stellen so die Energie für die Muskelkontraktion bereit.) Bei anaerobem Stoffwechsel muß die Belastung wegen einer drohenden Übersäuerung (Milchsäure) der Muskulatur abgebrochen werden (die Muskulatur ist müde, man »kann nicht mehr«). Bleibt also ein aerober Stoffwechsel im Körper gewährleistet, ist eine wesentlich länger dauernde Leistung der Muskulatur möglich.

Der Herzmuskel wird auf die Dauer kräftiger und pumpt pro Schlag mehr Blut in den Körper. Das hat zur Folge, daß die Herzfrequenz sinkt. Daraus ergibt sich ferner, daß die Durchblutung des Körpers und somit die Versorgung der Organe und der Muskulatur verbessert wird. Erhöhte Leistungsfähigkeit ist die Folge. Klar, daß die Belastung eines solchen Trainings für den ungeübten Körper am Anfang sehr hoch ist. Deswegen gilt auch hier: langsam und vorsichtig beginnen. Zu viel Ehrgeiz führt nicht zwangsläufig zu mehr Leistungsfähigkeit und Gesundheit, sondern im schlimmsten Fall ins Krankenhaus.

Aqua-Aerobic verlegt nun diese Trainingsform ins Wasser. Die einzelnen Übungselemente sind wasserspezifisch. Sie sind in den vergangenen Jahren – oftmals aufgrund von sportwissenschaftlichen Untersuchungen – entwickelt worden. Vereinzelt sind sie dem eigentlichen Aerobic entnommen. Aber nicht alle Aerobic-Elemente sind auch für die Bewegung im Wasser geeignet. Schon durch den Wasserwiderstand sind Bewegungen wesentlich gebremster als an Land, so daß viele der auf Schnelligkeit basierenden Aerobic-Elemente nicht übernommen werden können und sollen. Wie bei Aerobic sollten auch beim Aqua-Aerobic möglichst wenig Pausen zwischen den Übungen eingelegt werden. Dies trainiert die aerobe Ausdauer und damit besonders das Herz-Kreislauf-System. Musik als rhythmisierender Bestandteil wird beim Aqua-Aerobic ebenfalls verwendet. Aber was ist nun neu und anders an Aqua-Aerobic?

Vorteile von Aqua-Aerobic

Aqua-Aerobic hat bei allen seinen Übungsformen eine Grundidee: Sie sollen sich wohl fühlen. Die äußeren Umstände und die Bedingungen sollen Spaß machen, sowohl der Körper als auch die Seele sollen profitieren. Das heißt auch, daß die Übungen gelingen sollen und nicht überfordern oder frustrieren. Das Schwere, Harte, Schweißtreibende soll zugunsten eines ganzheitlichen – also Körper *und* Seele zugute kommenden – Programms in den Hintergrund treten. Nichts ist so gut dazu geeignet wie Sport im Wasser.

Spaß und Entspannung

Die meisten von uns können in bezug auf ihr Alltagsleben als Hochleistungssportler bezeichnet werden. Sei es die/der Berufstätige, sei es die alleinerziehende Mutter (die nebenbei auch noch arbeitet), die Hausfrau und Mutter mit drei Kindern oder auch das Familienoberhaupt, das für das Einkommen der Familie verantwortlich ist – sie alle leisten viel. Kaum jemand lebt heutzutage ohne Streß, und bei den meisten überwiegt der negative Streß.

Auch im Sport steht die Leistung meist im Vordergrund. Wer es schafft, in sein anspruchsvolles Tagesprogramm auch noch sportliche Betätigung zu integrieren, tut dies – das ist meine persönliche Erfahrung – oft aus Pflichtgefühl: »Man muß doch seinem Körper auch etwas Gutes tun.«

Wir leben in einer Leistungsgesellschaft. Die alltäglichen Leistungsanforderungen nehmen wir nur allzuoft in unsere Freizeit mit. Die Fragen, die sich Freizeitsportler stellen, lauten meist: »Werde ich besser, werde ich schneller oder stärker, nehme ich ab?« Zu selten wird gefragt: »Werde ich gesünder, fühle ich mich besser?« In den Umkleideräumen der meisten Fitneßcenter steht eine Waage. Viele stellen sich nach dem Sport drauf und überprüfen, ob es »etwas gebracht hat«. Dabei müssen sie einen großen Teil des Gewichtsverlusts, den sie durch Schwitzen erreicht haben, kurz danach durch Flüssigkeitszunahme doch wieder ausgleichen.

Der Leistungsgedanke im Freizeitsport führt schnell zum Frust. Sport soll aber Spaß machen. Die Sportarten, die sich auch problemlos zwischen zwei Terminen oder während der Schulzeit der Kinder »absolvieren« lassen, gleichen eher Elementen eines Leistungsprogramms. Sie sind eine Art sportliches Fast food. Die psychische Komponente – also der Wohlfühlgedanke ebenso wie die mentale Entspannung – fehlt meist.

Welches sind die gängigsten Sportarten? Dazu gehören sicher Tennis, Squash und Joggen ebenso wie die von vielen Fitneßcentern angebotenen Aerobic- bzw. Gymnastikkurse in vielfältigster Ausprägung und das Training an Geräten in den Krafträumen. Also zum einen Sportarten, bei denen der Wettkampf im Vordergrund steht, zum anderen das reine Kraft- und Ausdauertraining, bei dem es um meßbare Ziele der Leistungssteigerung geht. Erst kommt die Anstrengung, am Ende winken Sieg oder Steigerung der Leistungszahlen.

Auch solcher Umgang mit sportlicher Aktivität kann befriedigen, ja sogar entspannen, wenn man darunter versteht, daß man für eine Stunde seinen Alltag vergißt. Aber der Aspekt der Gesundheitsförderung, der Stärkung von Körper und Seele steht dabei nicht im Vordergrund. Bei Aqua-Aerobic geht es genau darum. Sie sollen sich schon wohl fühlen, während Sie es tun. Sie sollen gestärkt und mit positiven Gefühlen in Ihren Alltag zurückkehren. Und wenn Sie zum nächsten Training wiederkommen, müssen Sie sich keine Gedanken machen, ob Sie es diesmal schaffen werden, besser zu sein als beim letzten Mal. Aqua-Aerobic soll nur das eine Ziel haben, daß Sie »gesund und munter« sind.

Wenn es Ihnen neben dem reinen Trainingseffekt auch darum geht, Ihre »Seele baumeln« zu lassen, Ihren Körper bewußt wahrzunehmen und vielleicht den kindlichen Spaß am Wasser wiederzuentdecken, wenn Sie Wert auf ein »Rundum-Wohlfühl-Programm« legen, dann ist Aqua-Aerobic das Beste, was Sie für sich tun können.

Sport für jedermann

Viele, die Sport treiben wollen, haben ein Problem: Sport ist für Sportler. Sportler sind fitte Menschen mit einer gesunden, leicht gebräunten Haut, Waschbrettbauch, Muskeln und wohlproportionierten Körperformen. Wer kann da schon mithalten? Man steht vor dem Spiegel und sieht leider viel zuviel Falten und Fett. So möchte man sich nicht gerne unter Leute mischen, die jung und knackig aussehen.

Wir leben in einer Gesellschaft, die großen Wert auf Äußerlichkeiten legt. Ich kenne z. B. kaum eine Frau, die an ihrer Figur nicht grundsätzlich etwas auszusetzen hätte (zu kurze, zu dicke Beine, zuviel Bauch, zuwenig Busen etc.) oder die nicht der Meinung ist, sie sei zu »dick«. Und so ist auch die erste Frage, die sich viele nach der Anmeldung im Fitneß-Studio (»Endlich tue ich meinem Körper etwas Gutes!«) stellen: »Hilfe, was ziehe ich bloß an, die sehen da alle so toll aus?« Männer kennen ähnliche Probleme.

Viele Menschen leiden unter einem schlechten Körpergefühl. Im Vergleich mit dem Schönheitsideal aus Fernsehen und Zeitschriften schneiden sie schlecht ab. Sie fühlen sich nicht wohl in ihrer Haut. Sie trauen ihrem Körper nichts zu. Das hindert sie, Sport zu treiben und dadurch überhaupt ein positives Körpergefühl zu entwickeln. Gerade auch für diese Menschen ist Aqua-Aerobic da.

Beim Aqua-Aerobic entfällt schon einmal das Bekleidungsproblem. Ein Badeanzug ist ein Badeanzug, und eine Badehose ist eine Badehose, und unter Wasser sieht man eigentlich gar nicht mehr, ob der Badeanzug nun von diesem oder noch vom letzten Jahr ist. Das gleiche gilt für die vielen körperlichen Mängel, unter denen Mann/Frau so leidet. Das Wasser deckt alle Selbstzweifel und Figurprobleme gnädig zu.

Schwerelosigkeit und Wasserdruck bewirken in der Regel auch schon von Anfang an ein wesentlich positiveres Körpergefühl als an Land. Jeder kann sich im Wasser wesentlich freier bewegen. »Ich möchte nicht, daß andere sehen, wie ungeschickt ich mich anstelle.« Dieser Wunsch wird im Wasser in zweifacher Weise erfüllt. Zum einen kann es wirklich keiner sehen. Zum anderen leitet das Wasser die Bewegungen des Körpers quasi automatisch in eine harmonischere Form. Es hält, trägt und stützt den Körper und gibt dadurch

39

seinen Bewegungen eine Eleganz, die an Land unter der Einwirkung der Schwerkraft nur durch viel Übung und Muskelkraft erreicht werden kann. Muskelstarke Bewegungen dagegen werden abgebremst. Je größer die Geschwindigkeit und/oder die Widerstandsfläche, desto mehr Kraft muß aufgewendet werden, um die Bewegung auszuführen. Wasser schafft für alle relativ gleiche Bedingungen. Sein Zeitlupen-Effekt bewirkt ein positives Gefühl der eigenen Beweglichkeit und schwemmt dadurch Hemmungen und Selbstzweifel weg.

Problem Übergewicht

Übergewichtige zählen zu einer Randgruppe, die gerne beiseite geschoben wird. Über »Dicke« wird gelästert. Sie verkörpern genau das Gegenteil unserer Vorstellungen von Schönheit und Leistungsbereitschaft. Die Außenseiterrolle verstärkt ihr meist problematisches Selbstgefühl. Kein Wunder, daß sie auch in Sport- oder Fitneßcentern selten zu sehen sind. Wenn schon der Normalmensch oft genug Probleme mit seiner Figur hat und unter einer gewissen Schwellenangst leidet, wie soll es da erst übergewichtigen Menschen ergehen?

Viele Menschen in unserer »sitzenden« Gesellschaft leiden tatsächlich an Übergewicht. Hormonelle Störungen, Streß, psychische Frustration und schlechte Ernährung führen zu Übergewicht. Dicke tragen schwer an ihrer Last. Ihre Gesundheit ist instabil. Gelenke, Bänder, Herz und Kreislauf, aber auch Nieren, Leber und die übrigen Entschlackungsorgane sind stärker belastet. Gerade für diese Bevölkerungsgruppe ist Sport ein wichtiges Mittel zur Gesundheitsförderung. Denn zu viele Pfunde können effektiv durch die Kombination von Sport und ausgewogener und gesunder Ernährung erfolgreich bekämpft werden.

Auch im Zusammenhang mit Übergewicht weist Aqua-Aerobic unbestreitbare Vorteile auf. Zum ersten wird gerade durch die Kombination von Wasser und gezieltem Training im Vergleich wesentlich mehr Körperfett verbrannt als bei anderen Sportarten. Abnehmen wird im Wasser leichter. Zum zweiten kommt der schon beschriebene psychologische Aspekt hinzu, daß unter Wasser »alle gleich« sind. Am wichtigsten ist aber das Gefühl der Leichtigkeit (Wasserauftrieb) und Schlankheit (Wasserdruck), das im Wasser automatisch eintritt.

Deshalb erleben auch Übergewichtige ihren Körper im Wasser ganz anders und vor allem – positiv. Das positive Körpergefühl ist gerade für Übergewichtige wichtig, haben sie doch oft eine ganz besonders negative Einstellung zum eigenen Körper. Dies wird noch dadurch verstärkt, daß die Betroffenen – die sich ja meist auch grundsätzlich wenig bewegen – mit Bewegungsabläufen und Bewegungskoordination oft größere Schwierigkeiten haben. Sei es, daß sich der Körperumfang hinderlich auswirkt, oder sei es auch nur mangelnde Übung. So entsteht ein Teufelskreis: »Ich weiß, daß ich mich nicht richtig bewegen kann und viele Übungen nicht richtig nachvollziehen kann. Ich komme mir so unendlich tolpatschig vor, fühle mich blamiert und mache noch mehr falsch.«

Mit Aqua-Aerobic kann diese Versagensspirale durchbrochen werden. Die Übungen sind oft relativ einfach strukturiert. Der eigene Körper ist aufgrund des Auftriebs im Wasser kein Hindernis mehr. Bewegung kann wieder Spaß machen und entspannen! Am wichtigsten erscheint mir aber: Übergewichtige Menschen können im Wasser ihre Zukunft erleben. Sie erfahren, wie ein leichterer Körper sich anfühlt, wie er sich bewegt und bewegen läßt. Das kann ein unheimlich starker Ansporn sein, das gesteckte Ziel der Gewichtsabnahme tatsächlich zu erreichen. Übungsleiter sollten diesem Aspekt der Körpererfahrung bei übergewichtigen Menschen deswegen besondere Beachtung widmen.

Auch die sogenannten Senioren gehören zu einer Bevölkerungsgruppe, die im allgemeinen Breitensport kaum bemerkbar ist. Allein durch die Zunahme des Anteils älterer Menschen an der Bevölkerung wird diese Gruppe in den nächsten Jahrzehnten immer mehr in den Blickpunkt geraten. Ältere Menschen werden heute gerne in den Seniorensport abgeschoben, wo es meist um gemächliche gymnastische Übungen geht. Die Zahl der gesunden und aktiven Menschen im Alter von fünfzig oder sechzig Jahren nimmt aber ständig zu. Sie wollen Sport treiben, in Bewegung bleiben, und sie sind oft noch wesentlich leistungsfähiger als Menschen desselben Alters in früheren Generationen. Durch bessere medizinische Versorgung, weniger gesundheitsschädigende Arbeit und bessere Lebensbedingungen im Alltag werden immer mehr Menschen auch immer älter. Um dieses hohe Alter auch möglichst beschwerdefrei genießen zu können, ist aktive Gesundheitsvorsorge besonders wichtig.

Menschen ab vierzig sollten sich gezielt und anspruchsvoll sportlich betätigen, dabei aber auf ihre gegenüber kraftstrotzenden Jugendlichen etwas eingeschränkteren körperlichen Möglichkeiten Rücksicht nehmen. Viele der genannten Sportarten sind hier zu viel des Guten. Aqua-Aerobic ist auch für diese Gruppe genau das Richtige. Neben der anregenden Wirkung auf Herz und Kreislauf ist es auch wieder die geringe Belastung für den Bewegungsapparat, die Aqua-Aerobic auch zu einem idealen Sport für ältere Menschen macht. Gerade der Körper ab 50 leidet zunehmend unter Verschleißerscheinungen. In diesem Alter hat wohl jeder schon einmal einen Hexenschuß gehabt, oder Knieprobleme, oder allgemeine Rückenbeschwerden usw.

Wichtig:
Körperliche Vorschädigungen sind kein Hinderungsgrund für Aqua-Aerobic. Wie später noch ausführlich erläutert wird, kann Aquasport im Gegenteil bei diesen Beschwernissen durchaus einen heilungsfördernden oder zumindest lindernden Effekt ausüben.

Wetter- und Saisonunabhängigkeit

Wasser ist überall und in unserer modernen Gesellschaft auch zu jeder Jahreszeit vorhanden. Aqua-Aerobic ist also immer möglich. Viele andere Sportarten werden durch die Umstände eingeschränkt. Joggen etwa kann man wohl meist nur in freier Natur, und dann sollte das Wetter halbwegs akzeptabel sein. Badminton ist nur Badminton, wenn es in der Halle stattfindet, im Freien nennt sich das Ganze Federball. Da treibt der Wind sein Spiel und verhindert oft die sinnvolle Ausübung. Krafttraining ist nur im entsprechenden Geräteraum möglich. Die Liste ließe sich fortsetzen.
Solcher Sport kostet auch Geld. Man braucht Ausrüstung. Schläger, Bälle, Schuhe usw. Platzmiete, Eintrittskosten, Übungszeit wollen ebenfalls bezahlt werden. Diese Vorbedingungen beeinflussen auch die Ergebnisse sportlicher Betätigung. Beispiel Sportschuhe: Für jeden Untergrund, jede Bewegungsart und jede Fußform gibt es ver-

schiedene Schuhe. Oft muß man endlos und frustrierend herumpro-
bieren, bis man das ideale Schuhwerk für sich gefunden hat. Falsche
Schuhe, Bekleidung, Sportgeräte und schlechte Hallenböden können die Gesundheit sogar auf lange Sicht schädigen. Oft verbringt
man mehr Zeit mit der Lösung solcher Probleme als mit dem Sport
selbst. Und manche verlassen die Sportstätte kränker, als sie sie be-
treten haben.

Ins Wasser springt man einfach so. Wenn überhaupt, braucht man
eine Badehose oder einen Badeanzug, sonst nichts. Aqua-Aerobic
kann zu jeder Saison und vor allem auch jahreszeitengerecht ausgeübt werden. Im Sommer fahren die meisten nach Feierabend oder
am Wochenende gerne zum See oder ins Freibad, wer möchte da
schon gerne in einer muffigen Halle stehen. Den Urlaub verbringen
fast alle von uns bevorzugt am Meer, und im Winter ist dann wieder
das Hallenbad angesagt. Der Eintrittspreis ins Hallenbad ist gering-
fügig im Vergleich zu üblichen Platzmieten oder Monatsbeiträgen in
Fitneßcentern. Aqua-Aerobic bedeutet: wenig Aufwand, wenig Vor-
bereitungszeit – viel Vergnügen, viel Entspannung.

Geringe Verletzungsgefahr

Ich habe es schon mehrfach erwähnt. Aqua-Aerobic tut nicht weh.
Fast jeder, der regelmäßig Sport treibt, hat schon einmal mit Muskel-
zerrungen, überdehnten Bändern oder Schlimmerem Bekanntschaft gemacht. Verletzungsgefahren sind im Sport ständiger Beglei-
ter. Sie potenzieren sich jedoch bei bestimmten Risikogruppen. Zu
diesen Risikogruppen gehören u. a.:

➜ Sportlich untrainierte Personen
➜ Übergewichtige
➜ Ältere Menschen
➜ Schwangere
➜ Personen mit dauerhaften Schäden des Haltungsapparats

Die meisten Sportverletzungen entstehen zum einen durch falsche,
zu heftige und/oder einseitige Belastung, zum anderen durch mangelnde Vorbereitung (fehlendes Aufwärmtraining, fehlendes Deh-

nen) und durch nicht korrekt ausgeführte Bewegungsabläufe. Bei sportlicher Betätigung an Land muß außerdem immer damit gerechnet werden, daß im Zweifel nicht nur das gesamte Körpergewicht auf einem falsch belasteten Gelenk lastet, sondern dieses auch noch durch die Schnelligkeit bzw. Wucht der ausgeführten Übung potenziert wird. Kein Wunder, daß da ganz schnell einmal eine Zerrung entsteht oder Bänder überdehnt werden.

Gerade Menschen, die den genannten Risikogruppen angehören, müssen mit sportlicher Aktivität vorsichtig umgehen. Aqua-Aerobic ist deshalb der ideale Sport für sie. Die Schwerelosigkeit und die damit verbundene Bremswirkung des Wassers kann besonders die schmerzhaften Folgen von Belastungsfehlern wirksam verhindern, da hier nur ein ganz geringer Teil des eigentlichen Körpergewichts auf ein – vielleicht falsch belastetes – Gelenk einwirkt. Darüber hinaus können die durch den Zeitlupen-Effekt verlangsamten Übungen im Wasser meist auch kontrollierter und damit wesentlich korrekter ausgeführt werden. Gerade Schwangeren und älteren Menschen hilft der Durchblutungseffekt des Wassers besonders. Bei der Unterstützung der Rehabilitation und Rückbildung von Dauerschäden des Haltungsapparats ist Aqua-Aerobic besonders wirkungsvoll. Menschen, die sportlich ungeübt sind, werden schneller Anfangserfolge erzielen als in den meisten anderen Sportarten.

Ausgleich zu anderen Sportarten

Aqua-Aerobic bietet Menschen Spaß am Sport, die aus vielen Gründen nicht so leicht den Weg in die Turnhalle oder auf den Sportplatz finden. Das bedeutet nicht, daß Aqua-Aerobic nur für Problem- oder Randgruppen, unsportliche Menschen oder Sport-Anfänger gedacht ist. Auch Profis gehen ins Wasser. Zahlreiche Leistungssportler nutzen die Vorteile von Aqua-Aerobic schon seit Jahren. Denn für Leistungssportler oder sportlich sehr aktive Menschen ist es wichtig, eine möglichst schonende Ausgleichssportart zu treiben.

Gerade wer einen bestimmten Sport sehr intensiv ausübt, belastet seinen Körper bzw. seinen Bewegungsapparat sehr einseitig. Das führt natürlich auch zu sehr einseitigen Trainingseffekten. Nur bestimmte Muskel- oder Körperpartien sind durchtrainiert. Die Leistungsintensität kann zu Ermüdungsverletzungen führen. Untrainierte und deswegen weniger belastbare Partien sind einer entsprechend größeren Verletzungsgefahr ausgesetzt. Zur Vermeidung dieser Problematik müssen Leistungssportler vor und nach dem Wettkampf sowie in den Trainings- und Vorbereitungsphasen den gesamten Körper austrainieren. Sie brauchen möglichst effektive Ausgleichssportarten. Aqua-Aerobic gerät dabei immer mehr in den Blickpunkt von Trainingslehre und -methodik. Es kann durch seine speziellen Effekte Verletzungen vorbeugen sowie das Leistungsniveau des Sportlers unterstützen und ausbauen. In der Aufbauphase nach Sportverletzungen kann Aqua-Aerobic helfen, schneller an den vorherigen Leistungsstand anzuknüpfen und auch Hemmungen zu lösen, die durch den durch die Verletzung ausgelösten Schmerz sowie während der Erstversorgungs-, Operations- und Heilphase verursacht werden. Aqua-Aerobic unterscheidet sich von den meisten anderen Sportarten gerade dadurch, daß es – abgesehen von dem gezielten Trainingseffekt der Übungen – wegen der Umgebungsbedingungen des Wassers die Kräftigung der gesamten Muskulatur sozusagen automatisch mitliefert. Dadurch ist Aqua-Aerobic die ideale Ausgleichssportart.

Spaß in der Gruppe

Die Menschen sind verschieden, und jeder mag es anders. Sport in der Gruppe, allein, zu zweit oder zu dritt. Aqua-Aerobic ist eine Sportart, die sehr variabel auf die verschiedenen Bedürfnisse ausgerichtet werden kann. Wer mehr Spaß in der Gruppe hat und Wert auf angeleitetes Training legt, nimmt an Kursen teil. Die werden von ausgebildeten Aqua-Aerobic-Lehrern in vielen öffentlichen Schwimmbädern sowie Fitneß- und Sport-Zentren durchgeführt.
Die Vorteile professioneller Anleitung und Beobachtung liegen auf der Hand. Trainingserfolge können überprüft, Übungsfehler korrigiert werden. Das Übungsprogramm kann genau auf die individuellen Möglichkeiten zugeschnitten werden. Ein ausgebildeter Lehrer kann die körperlichen Möglichkeiten und Probleme meist besser einschätzen als man selbst. Spezielle Ziele, die der einzelne mit seinem Sport verfolgt, sei es Gewichtsreduktion, Muskeltraining oder

einfach nur mehr Körperbewußtsein, werden schneller erreicht. Das Übungsprogramm kann auf jedes dieser Ziele individuell ausgerichtet werden. Ebenso können die Übungen im Hinblick auf bestimmte gesundheitliche Vorschädigungen ausgewählt werden.

Wer es lockerer angehen will oder nach einem Kurs die gelernten Übungen gemeinsam mit Freunden weiterführen will, hat auch kein Problem. Die Übungen lassen sich auch an einem schönen Sommertag am See ausführen. Die Verletzungsgefahr ist gering, und gesund ist es auch. Der Trainingseffekt kann dann natürlich etwas unspezifischer sein als unter qualifizierter Anleitung. Um dem jedoch vorzubeugen, sind im Anhang (S. 199) für die verschiedensten Trainingsziele die entsprechenden Übungsprogramme zusammengestellt worden.

Wenn Sie lieber allein für sich trainieren, weil Sie sich dann besser konzentrieren können oder weil Sie vielleicht Hemmungen haben oder weil Ihnen »Gruppenzwang« ganz einfach auf die Nerven geht, bietet Ihnen der Übungsteil dieses Buches eine gute Grundlage, auf der Sie aufbauen können. Eine anfängliche Beratung durch einen Sportlehrer und/oder -mediziner könnte Ihnen auf alle Fälle nützlich sein. Aqua-Aerobic ermöglicht jedem die Wahl zwischen Gruppen- oder Einzelsport bzw. einer Mischung aus beidem. Die in diesem Buch vorgestellten Übungen kann grundsätzlich jeder auch ganz für sich persönlich zusammenstellen und im Schwimmbad ausführen.

Trainingseffekte von Aqua-Aerobic

Was bekommen Sie für Ihren Übungsfleiß und Ihr Geld? Zusammengefaßt: Positives Körpergefühl, bessere Gesundheit und mehr Leistungskraft durch ein gut abgestimmtes Grundlagentraining.

Wichtig:
Beim Aqua-Aerobic greifen die verschiedensten physiologischen Vorgänge, die durch die Bewegung an sich und durch den Einfluß des Wassers verursacht werden, harmonisch ineinander. Ergebnis ist ein ideales Konditionstraining für den Körper.

Kondition setzt sich zusammen aus den Elementen Ausdauer, Kraft, Schnelligkeit und Beweglichkeit. Außerdem fördert Aqua-Aerobic die Bewegungskoordination, wie die Kopplungsfähigkeit, das Gleichgewichtsgefühl, den Orientierungssinn, das Reaktionsvermögen und die Rhythmisierungsfähigkeit.

Damit Sie das jeweilige Ziel der einzelnen Übungen besser verstehen können, möchte ich die einzelnen Wirkungen von Aqua-Aerobic kurz erläutern. Im ersten Kapitel wurden die allgemeinen Wirkungen von Bewegung im Wasser vorgestellt. Wie können diese Wirkungen nun für ganz spezielle Ziele genutzt werden?

Kondition

a) Ausdauer

Ausdauer ist für das Erreichen sportlicher Leistung unerläßlich. Die Ausdauer steht in engem Zusammenhang mit Kraft und Schnelligkeit. Ausdauer ist die Möglichkeit, eine Muskelleistung über längere Zeit aufrechtzuerhalten. Der Vorteil von Aqua-Aerobic gegenüber anderen Ausdauertrainingsarten an Land ist wiederum in den besonderen Wirkungen von Wasser begründet. Die verschiedenen physiologischen Vorgänge, die durch die speziellen Umgebungsbedingungen des Wassers im Körper ablaufen, kennen Sie ja bereits. Der Vorteil von Ausdauertraining: Uns geht beispielsweise beim Treppensteigen nicht mehr so schnell die Luft aus, wir können länger durchhalten. Eine prinzipiell länger dauernde Bewegungsausführung wird möglich.

b) Kraft

Aqua-Aerobic fördert die Kraftausdauer (das heißt, Sie können bald einen schweren Koffer problemloser und länger tragen). Dabei werden sowohl spezielle Muskelgruppen als auch der gesamte Bewegungsapparat gekräftigt. Beim Stehen im Wasser muß die gesamte Rücken- und Bauchmuskulatur zur Haltungsstabilisierung angespannt bleiben, damit Sie nicht in sich zusammenfallen. Somit wird diese automatisch »mit«-trainiert. Dies kann man sich folgender-maßen vorstellen: Bauen Sie im Wasser mit einzelnen Bauklötzen (= Wirbelkörper) einen Turm (= Wirbelsäule), fallen diese sofort in sich zusammen, da diese untereinander nicht befestigt sind (= Muskulatur fehlt), weil im Wasser die Schwerkraft praktisch ausgeschaltet ist.

Die Bremswirkung des Wassers erfordert zudem für die gleiche Leistung mehr Kraft als an Land. Bei zunehmender Bewegungsgeschwindigkeit wächst der Kraftaufwand im Quadrat (wollen Sie doppelt so schnell gehen, müssen Sie im Wasser viermal soviel Kraft aufwenden).

c) Schnelligkeit

Verbesserung der Schnellkraft ist während Aqua-Aerobic aufgrund der Umgebungsbedingungen im Wasser, da alle Bewegungen gebremst werden, nicht erreichbar.

d) Beweglichkeit

Beweglichkeit ist einerseits bestimmt durch die Gelenkigkeit. Dies ist der Bewegungsspielraum der Gelenke, der abhängig ist von anatomischen (vorbestimmten) Faktoren sowie Abnutzungserscheinungen (auch Gelenkerkrankungen). Sie ist andererseits definiert durch die Dehnfähigkeit der Muskulatur, die dieses Gelenk bewegt. Diese ist wiederum abhängig von anatomischen (vorbestimmten) Faktoren sowie Muskelverkürzungen (bei Erkrankungen und Fehlbelastungen). Die Beweg lichkeit entscheidet beispielsweise darüber, ob Sie sich zwischen den Schulterblättern kratzen können (ist das Schulter- und Ellbogengelenk flexibel genug und der dazugehörige Muskel dehnbar?). Reduzierte Gelenkflexibilität und eine verkürzte Muskulatur haben erhöhte Verletzungsgefahren zur Folge. Eine verkürzte Muskulatur kann jedoch auch durch einseitige sportliche Belastung wie z. B. durch Fahrradfahren entstehen.

Der Beweglichkeit förderlich ist die Massagewirkung des Wassers, die einen lockernden Effekt auf die Muskulatur ausübt. Wichtigster Teil zur Förderung und/oder Erhaltung der Beweglichkeit sind jedoch die Dehnübungen (siehe S. 184 ff.), die beim Aqua-Aerobic (wie im übrigen auch bei jeder anderen sportlichen Betätigung) unbedingt dazugehören.

Koordination

a) Kopplungsfähigkeit

Viele Übungen beim Aqua-Aerobic beinhalten gleichzeitig verschiedene Bewegungsabläufe von Armen und Beinen, die miteinander zu einem harmonischen Bewegungsablauf gekoppelt werden sollen. Der Erwerb und die Verbesserung dieser Fähigkeit führt zu einem positiven Körpergefühl, das auch außerhalb des Wassers anhält. Geschmeidigere Bewegungen stärken das Selbstbewußtsein. Harmonischere Bewegungsabläufe schützen den Körper im Alltag vor Stürzen oder Verrenkungen.

b) Gleichgewichtsgefühl

Aqua-Aerobic fördert in besonderer Weise das Gleichgewichtsgefühl. Aufgrund der Schwerelosigkeit, der unser Körper im Wasser unterliegt, erleben wir ein äußerst labiles Gleichgewicht, das durch die verschiedensten Bewegungen immer wieder gefährdet werden kann, sich jedoch ebenso durch unterschiedliche Wassertiefen verschieden darstellen kann. Während einer Stunde Aqua-Aerobic sind wir deshalb ständig damit beschäftigt, das Körpergleichgewicht wiederherzustellen bzw. zu stabilisieren. Das bedeutet auch, daß man lernt, wo der eigene Körpermittelpunkt liegt und diesen auch zu halten. Dieses Training des Gleichgewichtsgefühls ist für viele andere Sportarten ebenso hilfreich wie im Alltag, wo einen die Dinge vielleicht nicht ganz so schnell »umwerfen« können. Oder praktisch ausgedrückt: Wenn ich über etwas stolpere, ist es zu einem Großteil auch mein Gleichgewichtsgefühl, das darüber entscheidet, ob ich hinfalle oder nicht.

c) Orientierungsfähigkeit

Durch den häufigen Lagewechsel von aufrecht stehend zu liegend im Wasser wird der Orientierungssinn besonders stark gefordert und geschult.

d) Umstellungsfähigkeit

Tempowechsel und Abwechslung in den Bewegungsabläufen beim Aqua-Aerobic machen uns in unserem Verhalten flexibel sowie anpassungsfähig.

e) Rhythmisierungsfähigkeit

Sie bezeichnet den optimalen Wechsel von Anspannung und Entspannung in einer Abfolge von Bewegungen. Dies fördert nicht nur die Harmonisierung von Bewegung, sondern verhilft auch zu ökonomischeren und gezielteren Bewegungen.

»Futter« für Körper und Seele

Muskelkraft, Beweglichkeit, Bewegungskoordination übte der Mensch früher in seiner alltäglichen körperlichen Arbeit. In unserer bewegungsarmen Zeit müssen wir sie für uns selbst trainieren, um den Körper auf Dauer gesund und unsere Lebensfreude zu erhalten. Wir müssen aber nicht nur, wir dürfen auch. Aqua-Aerobic tun wir nur für uns selbst, für unseren Körper und unsere Seele.

---

3 Weitere Zielgruppen von Aqua-Aerobic

Schön wäre, wenn es eine Gesundheitstablette gäbe. Wir kennen die verblüffende und segensreiche Wirkung von Antibiotika. Auch wenn sie manchmal unangenehme Nebenwirkungen haben – bei vielen Krankheiten mit hohem Fieber, starken Schmerzen oder sogar lebensgefährdenden Folgen schlucken wir ein paar dieser Tabletten, und nach relativ kurzer Zeit sind wir nahezu beschwerdefrei. Für Schäden an unserem Bewegungsapparat oder für körperliche Probleme, die aus unserer Lebensweise entstehen, gibt es leider keine einfachen Lösungen. Gesund ist, wer sich in seinem Körper rundum wohlfühlt. So betrachtet, ist Gesundheit eine Lebensaufgabe, der wir uns täglich widmen müssen. Dazu gehört gesunde Ernährung und Umgebung, Rücksichtnahme auf die eigenen körperlichen und seelischen Grenzen und eine gesundheitsfördernde Lebensweise. All dies müssen wir für uns selbst schaffen. Um gesund zu sein oder zu werden, müssen wir selbst aktiv werden. Wir müssen uns für unseren Körper und unsere Seele engagieren. Sport ist ein wichtiger Bestandteil dieser Selbstaktivierung. Aqua-Aerobic ist aus der Verbindung moderner Trainingsmethoden im Sport mit den Grundlagen der Wasserheilverfahren entstanden und dient deshalb besonders der aktiven Gesundheitsförderung.

Ob für den Gelegenheitssportler, den Profisportler oder den absoluten Sportneuling: Aqua-Aerobic ist für jedermann geeignet. Es gibt aber auch eine Vielzahl von Alltagsbeschwerden und Erkrankungen, auf die Aqua-Aerobic einen positiven Einfluß hat. Diese werden im folgenden dargestellt.

Für Übergewichtige

Übergewicht wird heute meist durch den Body Mass Index (BMI) bestimmt. Der BMI ergibt sich aus dem Quotienten des Körpergewichts einer Person in Kilogramm und dem Quadrat der Körpergröße in Metern (Gewicht/Größe^2 [kg/m^2]). Als normal gilt bei Männern ein Wert zwischen 20 und 25, bei Frauen zwischen 18 und 24. Das Durchschnittsgewicht einer Frau mit 165 cm Körpergröße liegt also bei 62 Kilogramm. Wiegt sie 73 Kilogramm und mehr, gilt sie als übergewichtig.

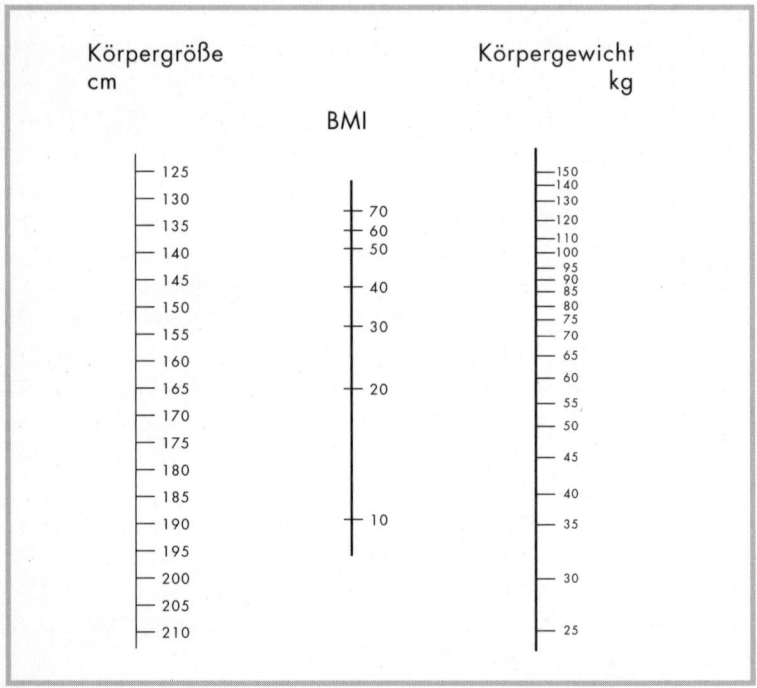

Abbildung BMI: Zur Bestimmung des BMI verbinden Sie Ihre »Körpergröße« mit Ihrem »Körpergewicht« mit einem Lineal. Nun den BMI am Schnittpunkt ablesen.

Das ist aber ein rein technischer Wert. Jeder Körper ist anders. Ein asthenischer, schmaler Körper kann durchaus weniger Gewicht auf die Waage bringen, als nach dem BMI entsprechend seiner Körpergröße eigentlich erlaubt ist. Kleine, bullige Menschen bringen entsprechend mehr Masse mit. Zuviel Gewicht bemerkt Mann/Frau am einfachsten an der Dicke der Fettpolster, die er/sie mit sich herumträgt und die die meisten ab dreißig mit kritischen Blicken in den Spiegel ständig überprüfen.

Übergewicht beginnt ab einem BMI von 27 und mehr. Von Fettsucht spricht man bei einem BMI von 30 und höher. Übergewicht als Folge hormoneller Störungen sind selten. In den meisten Fällen ist Übergewicht also »hausgemacht«.

Übergewicht ist aber nicht nur ein ästhetisches, sondern vor allem auch ein gesundheitliches Problem. Ständiges Übergewicht ist eine dauernde Belastung für Sehnen, Bänder, Gelenke, den gesamten Bewegungsapparat, das Herz-Kreislauf-System und den Stoffwechsel. Diese dauernde Belastung hat nicht nur wesentlich früher einsetzende Verschleißerscheinungen zur Folge, sondern birgt auch in wesentlich stärkerem Maße Verletzungsgefahren in sich. Außerdem wächst die Gefahr des Herzinfarkts und der dauerhaften Organschädigung an Nieren, Leber, Magen-Darm-Trakt etc. Häufig sind unter anderem Diabetes, Arthritis oder Gallenleiden die Folge.

Auch die psychische und psychosoziale Gesundheit – davon war schon die Rede – leidet bei vielen Übergewichtigen. Das Selbstbewußtsein ist labil. Das Vertrauen in die eigenen Fähigkeiten schwindet oft mit der Zunahme der Pfunde. Das Schönheitsideal unserer Gesellschaft macht Dicke zu Außenseitern. Jeder hat seine Macke, sagt man verständnisvoll. Aber die meisten können ihre Macken mehr oder weniger gut vor ihren Mitmenschen verbergen. Dicke können das nicht und müssen sie stets sichtbar mit sich herumtragen. Daraus entsteht oft großes Leid. Viele gleichen das mit Selbstbelohnung durch Pralinen oder andere geliebte Leckereien aus und geraten in einen Teufelskreis.

Was tun? Wer seine Pfunde nicht mag, wer unglücklich ist mit seinem Körpergewicht, der muß sein Leben ändern. Die meisten suchen zunächst einmal ihr Heil in einer Diät. Komplizierte Essenspläne, morgens ein Glas Orangensaft, mittags ein Ei und abends zwei Cornflakes, das ist nicht leicht und hat oft nicht den gewünschten Erfolg. Doch selbst wenn der sich einstellt, hat man nicht automatisch eine tolle Figur. Denn eine Diät führt nicht nur zum Abbau von Fett, sondern mindert auch das Muskelgewebe. Dadurch wiederum erschlafft die Haut. Diesen Mangel kann zum Beispiel Aqua-Aerobic ausgleichen.

Jo-Jo-Effekt durch Diät

Der oft mühsam erkämpfte Erfolg einer Diät hält in der Regel nicht an. Denn nach Beendigung einer anstrengenden Diät wollen die meisten ihr normales Eßverhalten wieder aufnehmen. Es kommt zum Jo-Jo-Effekt: Eine Diät wird durchgeführt, das Gewicht geht runter, die Diät ist beendet, das Gewicht geht wieder rauf, es folgt die nächste Diät. Dieser Jo-Jo-Effekt ist nicht nur langfristig ungesund, er ist auch ausgesprochen frustrierend für die Betroffenen.

So unangenehm es auch klingen mag: Ein langfristiger Erfolg stellt sich nur durch eine dauerhafte Änderung des Eßverhaltens ein, die durch regelmäßige sportliche Betätigung unterstützt wird! Das bedeutet eine Reduzierung der Kalorienzufuhr in Kombination mit aktiver Fettverbrennung. Meist genügt schon einfach gesunde Ernährung. Die einfachste Grundregel lautet: keine Fertigprodukte, wenig Kantinen- oder Restaurantessen. Wer naturnahe Lebensmittel (Obst, Gemüse, Getreide, wenig Fleisch) kauft und selbst zubereitet, meidet automatisch die Kalorienberge der Süßwarenregale und des Maggi-Kochstudios. Aber jeder muß seinen eigenen Weg der Kalorienreduzierung selbst finden. Und dann kommt der Sport …

Aqua-Aerobic bietet eine ideale Möglichkeit zur Fettverbrennung. Sie erinnern sich: Im Vergleich zu anderen Sportarten wird hier am meisten Fett verbrannt und in höherem Maße Muskelgewebe aufgebaut. Zusätzlich zu den Übungen (die gezielt im Hinblick auf Fettverbrennung ausgewählt werden können) ist der gesamte Körper im Wasser immer dem Wasserdruck bzw. -widerstand ausgesetzt, und das bedeutet für den Körper einen wesentlich höheren Energieaufwand für die einzelnen Bewegungen. Auch die im ersten Kapitel beschriebene ständige Wärmeregulation im Wasser verbraucht zusätzliche Energie.

Wichtig für übergewichtige und/oder sportlich wenig aktive Menschen ist auch die geringe Belastung von Bändern, Sehnen und Gelenken im Wasser. Die meisten Menschen, die an Übergewicht leiden, sind körperlich kaum aktiv, und ihr Bewegungsapparat ist entsprechend untrainiert. Da durch ein erhöhtes Körpergewicht ohnehin zusätzliche Belastungen verkraftet werden müssen, kann es bei sportlicher Betätigung an Land sehr viel schneller zu Verletzungen kommen. Bei Aqua-Aerobic hält sich diese Gefahr in engen Grenzen und wird durch entsprechende Anleitung und Aufsicht natürlich weiter vermindert.

Schließlich hilft auch die Massagewirkung des Wassers Übergewichtigen und Menschen, die abnehmen wollen. Verliert der menschliche Körper signifikant an Gewicht, wird die Haut schlaff und bildet Falten ähnlich den zu groß gewordenen Kleidern, die wir erleichtert in die Altkleidersammlung geben. Massage – gleich welcher Art – fördert die Fähigkeit der Haut, sich zu regenerieren, die Hautdurchblutung nimmt zu, und die Haut gewinnt an Elastizität zurück.

Wenn Sie aber gar nicht abnehmen wollen, sich Ihrer Pfunde freuen und in Ihrem Körper wohl fühlen, dann sind Sie zu beglückwünschen. Das Leben kann ja auch gerade dann schön sein, wenn man etwas mehr Platz darin einnimmt. Und Aqua-Aerobic ist auch dann genau die richtige Sportart, um Ihre Gesundheit zu unterstützen.

Für Schwangere

Schwangerschaft und Sport? Viele Menschen sind der Meinung, daß sich das gegenseitig ausschließt. Sie denken dabei an den wachsenden Leib, die eingeschränkte Beweglichkeit, das Schutz- und Ruhebedürfnis des keimenden Lebens und die empfindlichere Gesundheitsbalance während der Schwangerschaft. Andererseits sind Lebensfreude und körperliche Leistungsfähigkeit gerade in diesen 40 Wochen unerhört wichtig. Gesunder Ausgleichssport kann etwa helfen, die hormonell bedingten Stimmungsschwankungen von Schwangeren auszugleichen. Er kann die körperlichen Veränderungen unterstützend begleiten und ihre unangenehmen Begleiterscheinungen mildern.

Die körperlichen Veränderungen, aber auch die Veränderungen im Leben der Frauen werden von diesen oft als einschneidend erfahren. Regelmäßiges Aqua-Aerobic kann dann der Ort sein, an dem die Frau ganz bei sich ist und Freude an der Gegenwart statt Sorgen um die Zukunft empfindet. Die Gefahren sind geringer, als allgemein angenommen wird. Es gilt: Schwangere können und sollen durchaus

Sport treiben. Fragen Sie aber vorher Ihren Arzt. Unter bestimmten Umständen muß man Vorsicht walten lassen oder von sportlicher Betätigung ganz Abstand nehmen. Wie es in dem individuellen Einzelfall aussieht, kann nur der medizinische Betreuer beurteilen.

Grundsätzlich trifft eine gewisse Gefährdung für Risikoschwangerschaften bzw. Komplikationen während der Schwangerschaft zu. Dazu gehören u. a.:

→ Blutungen
→ Schmerzen im Unterleib
→ Hoher Blutdruck
→ Schwangerschaftsdiabetes
→ Zunehmende Rückenbeschwerden
→ Schwindelgefühl
→ Herzklopfen, Herzrasen

Achtung:
In den letzten Wochen vor der Geburt ist es ratsam, keinen Sport mehr zu treiben. Leistungssport sollte ab der 20. Schwangerschaftswoche unterbleiben.

Weitere Einschränkungen gelten generell für bestimmte Sportarten während der Schwangerschaft. Zu denen zählen u. a.: Kontaktsportarten, wie z. B. Handball oder Basketball, Bergsteigen, Tauchen, Fallschirmspringen, Drachenfliegen, also alle, die mit einem besonders hohen Verletzungsrisiko oder intensiven Belastungen verbunden sind.

Wichtig ist auch, ob und in welchem Umfang die Frau vor der Schwangerschaft sportlich aktiv war. Ist der Körper an Trainingsbelastungen gewöhnt, wird er sie auch unter veränderten Bedingungen gut wegstecken. Während einer Schwangerschaft mit Sport zu beginnen ist – von den unten beschriebenen Ausnahmen abgesehen – eher problematisch. Denn in der Zeit bis zur Geburt eines Kindes vollbringt der Körper einen physiologischen und hormonellen Anpassungsprozeß, dessen Leistungsintensität die von sportlichen Übungen weit in den Schatten stellt. Für die Bildung und Ernährung des neuen Lebens im Mutterleib müssen große Energiereserven bereitgestellt werden. Gleichzeitig bereitet sich der gesamte Organismus der Frau auf die Geburt vor. Die Dehnungsfähigkeit der Gefäße vergrößert sich, Bänder und Gelenke werden gelockert, die Muskelspannung verändert sich, die inneren Organe passen sich den neuen Platzverhältnissen an. Das ist nicht die richtige Zeit für Muskelkater.

Die Schwangerschaft ist ein Wunder der Natur. Frauen, die diese Zeit positiv gestimmt erleben können, machen eine einzigartige Erfahrung. Wenn Sie Ihren Körper in der Schwangerschaft durch Sport unterstützen oder vielleicht noch bewußter erfahren wollen, sollten Sie dabei immer die veränderten Bedingungen beachten:

➜ Gewichtszunahme
➜ Schwerpunktverlagerung durch andere Gewichtsverteilung
➜ Andere körperliche Statik
➜ Lockerung von Bändern und Gelenken
➜ Zunahme von Blutvolumen, Herzminutenvolumen und Atemminutenvolumen
➜ Erschwerte Wärmeregulation
➜ Hyperventilation

Dem trägt Aqua-Aerobic in besonderem Maß Rechnung. Statik, Schwerpunktverlagerung und Gewichtszunahme sind im Wasser kein Problem. Die sonst häufig als unangenehm empfundene Last von bis zu 25 Prozent mehr Körpergewicht schwindet. Den stark beanspruchten Muskeln und Sehnen wird eine wohltuende Pause gegönnt. Die gedehnte Haut wird massiert, ihre Durchblutung gefördert. Die Verletzungsgefahr für die gelockerten Bänder und Gelenke ist ungleich geringer als an Land. Der in der Spätzeit der Schwangerschaft oft unangenehme Druck auf Blase und Magen läßt nach. Die Bewegung im Wasser beugt der Bildung von Ödemen vor, die bei einigen Frauen während der Schwangerschaft auftreten. Der allgemeine Entspannungseffekt durch das Wasser kann mit sinnvollen Übungen gezielt zur Vorbereitung auf die Geburt genutzt werden.

Beachten sollten sportliche Schwangere bei alldem die erschwerte Wärmeregulation des Körpers. Der Temperaturausgleich funktioniert nicht mehr so wie vorher. Wärme wird besser gespeichert. Zuviel kann zur Überhitzung des Ungeborenen führen. Wasser fördert die Wärmeregulation und kann so den Nachteil teilweise wieder ausgleichen. Es sollte aber immer eine ideale Temperatur von 28 bis 30 °C haben.

Aqua-Aerobic in der Schwangerschaft

Mit Rücksicht auf den eigenen Körper und das darin geborgene Baby ist Aqua-Aerobic eine Wohltat und Bereicherung während der Schwangerschaft – und danach. All die guten Wirkungen und Eigenschaften des Trainings im Wasser gelten natürlich auch für die Zeit der sogenannten Rückbildung. Nach der Höchstleistung der Geburt muß der Körper ja alles wieder in Ordnung bringen. Ein schwieriger Umstellungsprozeß, den Aqua-Aerobic effektiv begleiten und unterstützen kann. In der Zeit nach der Geburt spricht noch etwas ganz besonders für das Wasser-Training. Babygeschrei, Schlafmangel, Selbstfindung in der neuen Rolle, bisher nicht gekannte Anforderungen sind zu bewältigen. In dieser Zeit ein, zwei Stunden nur für sich selbst zu haben, dem eigenen Körper zu widmen, das ist enorm wichtig. In dieser Zeit können neue Kräfte für die Seele, für das Selbstvertrauen und für das Baby gesammelt werden. Es sollte jedoch beachtet werden, daß aufgrund der Infektionsgefahr zwei bis drei Monate nach der Entbindung kein Wassersport betrieben werden darf. Andere Sportarten jedoch auf jeden Fall, sollte es ärztlicherseits keine Einwendungen geben.

Neben Schwangerschaftsgymnastik und Schwimmen gehört Aqua-Aerobic zu den wenigen Sportarten, die auch für ungeübte, unsportliche Schwangere möglich sind. Dabei muß aber ganz besonders auf die eigene Leistungsfähigkeit geachtet werden. Anleitung und Beobachtung durch ausgebildete Sportlehrer oder -mediziner ist für solche Frauen unbedingt zu empfehlen.

Im folgenden werden nochmals die Vorteile bezüglich Sport und Schwangerschaft tabellarisch aufgeführt.

Vorteile für die Mutter:

→ Subjektiv gesteigertes Wohlbefinden
→ Psychische Ausgeglichenheit, intensiveres Körpergefühl und gestärktes Selbstbewußtsein
→ Erhaltung der Fitneß und zusätzlich Erhaltung der Figur
→ Verbesserung des Herz-Kreislauf-Systems
→ Verhinderung exzessiver Gewichtszunahme
→ Verringerung der Krampfadern- und Thrombosegefahr
→ Vorbeugung gegen Rückenschmerzen und Haltungsschäden
→ Erleichterung der Wehentätigkeit und schnellere Regeneration nach der Geburt

Vorteil für das Kind:

→ Weniger Komplikationen während der Geburt

Bei Cellulitis

Orangenhaut! – Da läuten bei körperbewußten Frauen die Alarmglocken. Cellulitis ist gefürchtet, weil frau schwer etwas dagegen unternehmen kann. Sie kann nicht eigentlich als gesundheitliches Problem bezeichnet werden, stellt aber für viele Frauen ein massives ästhetisches Problem dar. Männer sind unempfindlicher, was ihr Aussehen anbelangt, aber auch sie – das ist kaum bekannt – können vor allem im Taillenbereich Cellulitis aufweisen. Cellulitis ist das Ergebnis einer Bindegewebsschwäche. Fettzellen dringen in das Unterhautgewebe ein und lagern sich dort ab. Dadurch wird die Haut in dem betroffenen Körperbereich wellig und bucklig wie die Oberfläche einer Orangenschale. Frauen sind besonders im Bereich von Hüften und Oberschenkeln betroffen.
Die Ursache für das Entstehen von Orangenhaut ist nicht eindeutig geklärt. Man nimmt an, daß Cellulitis durch eine Ansammlung von Abfallstoffen und Wasser im Fettgewebe und einer Vermehrung des Unterhautfettgewebes entsteht. Das Lymphsystem ist für die Beseitigung von Abfallstoffen (Toxinen) aus dem Gewebe verantwortlich.

Kann die Gewebsflüssigkeit aus irgendeinem Grund nur unzureichend abfließen, wird sie nicht vollständig aus dem betroffenen Gewebe abtransportiert und infolgedessen eingelagert. Im Gegensatz zum Blutkreislauf verfügt das Lymphsystem nicht über eine Pumpe. Die Lymphflüssigkeit fließt aufgrund der Muskelkontraktionen durch den Körper. Daher kann Bewegungsmangel und überwiegend sitzende Lebensweise zu einem mangelhaften Lymphkreislauf führen. Dies hat wiederum die Ansammlung von Toxinen und Wasser zur Folge, und es bildet sich Cellulitis. Auch eine schlechte Körperhaltung kann sich ungünstig auf den Lymphfluß auswirken, ebenso enge Kleidung, das Übereinanderschlagen der Beine sowie das Tragen von Schuhen mit hohen Absätzen. Auch die Einnahme von Östrogenen im Zusammenhang mit der Antibabypille und mit Hormontherapien könnte für die Zunahme von Cellulitis besonders bei Frauen in den letzten Jahrzehnten verantwortlich sein.

Soviel zur Theorie! Wie auch immer es aber dazu kommt, ein Rezept gegen die Orangenhaut gibt es nicht! Mit der Bindegewebsschwäche müssen die Betroffenen sich bis jetzt leider abfinden. Aber die Auswirkungen können gemildert werden. Allgemein muß das erste Ziel sein, dem Körper möglichst wenig Fett zur Verfügung zu stellen, das er im Unterhautgewebe einlagern kann. Hilfreich ist zweitens, mehr Muskulatur an den betroffenen Stellen (meist Po, Oberschenkel und Oberarme) aufzubauen sowie eine gut durchblutete Haut. Durch gesunde, vitaminreiche und vor allem fettarme Kost gelangen weniger Giftstoffe in den Körper. Außerdem wird weniger Fettgewebe aufgebaut. Sport und Massage bringen die Muskeln in Bewegung und verbessern den Durchfluß im Lymphsystem.

Spezialtip:
Wer mit Aqua-Aerobic den Kampf gegen die unschönen Folgen von Cellulitis aufnimmt, profitiert von der Kombination aus Bewegungstraining, Muskelaufbau, Durchblutungsförderung und Massagewirkung. Die Wirkung kann durch gezielte Übungen für den Problembereich noch gesteigert werden.

Bei Osteoporose

Bisher haben wir von gesundheitlichen oder körperlichen Problemen gesprochen. Osteoporose dagegen ist ein Leiden, das vor allem ältere Frauen betrifft. Fast fünfzehn Prozent in Deutschland leiden daran. Man kann also fast von einer Volkskrankheit sprechen. Osteoporose entwickelt sich langsam und macht sich erst spät durch Schmerzen, meist schwer erträglich und dauerhaft, akut bemerkbar. Mit dem Auftreten der Schmerzen geht zunehmende Bewegungsunfähigkeit einher, die Patient(inn)en sind immer mehr auf fremde Hilfe angewiesen, geraten schneller in die soziale Isolation und leiden zunehmend unter Depressionen.

Übersetzt heißt Osteoporose »poröser Knochen«. Dies bedeutet einen allmählichen Knochenabbau und somit zunehmende Porösität des Knochens. Dieser Verlust an Knochenmasse erstreckt sich immer auf das gesamte Skelett, wobei Wirbelsäule, Hüfte und Oberschenkel meist am stärksten befallen sind. Ältere Menschen brechen sich oft schon bei einem leichten Sturz oder einer Stoßbewegung den Oberschenkelhals. Solche Verletzungen sind sehr schwerwiegend, da der bei Senioren verlangsamte Heilungsprozeß durch die Krankheit zusätzlich erschwert wird. Oft ist ständige Pflegebedürftigkeit die Folge.

Eigentliche Ursache der Osteoporose ist ein verstärkter Knochenabbau sowohl der organischen Substanzen als auch der Mineralien, wie Kalzium. Ein Mangel an Östrogen sowie kalziumarme Ernährung und Bewegungsmangel fördern den Knochenabbau. Deshalb sind vor allem Frauen nach den Wechseljahren besonders von Osteoporose betroffen. Zu dem besonders gefährdeten Personenkreis gehören allgemein Frauen, die frühzeitig in die Wechseljahre kommen, die bereits Betroffene in der Familie haben oder unter langdauernder Mangelernährung sowie Bewegungsmangel leiden.

Das Profil einer Frau, die einem erhöhten Risiko, an Osteoporose zu erkranken, unterliegt, müßte folgendermaßen aussehen:

→ schlank
→ der hellhäutigen Bevölkerung angehörend
→ mehrere Kinder gestillt
→ Raucherin
→ Vitamin-D- und kalziumarme Ernährung

Osteoporose ist jedoch kein Schicksal. Es gibt zahlreiche Möglichkeiten der Vorbeugung wie der Behandlung. Die Behandlung einer bereits bestehenden Osteoporose erfolgt hauptsächlich mittels Zufuhr von Kalzium, Fluoriden, Vitamin D und Östrogen, bei Schmerzen können kurzfristig schmerzlindernde und entzündungshemmende Medikamente gegeben werden. Therapiebegleitend wird Krankengymnastik zur Erhaltung der Beweglichkeit verordnet.

Die wichtigste Maßnahme zur Vorbeugung besteht vor allem in der richtigen Ernährung, d. h., mit der Nahrung muß eine ausreichende Zufuhr von Vitamin D und Kalzium gewährleistet sein. Dies läßt sich vor allem mit Milch und Milchprodukten oder aber durch spezielle Kalziumtabletten erreichen. Wer als Teenager täglich ausreichend viel Milch (etwa ein Drittel Liter pro Tag) trinkt und dann auch im Erwachsenenalter Milchprodukte zu sich nimmt, hat sehr gute Chancen, der Krankheit zu entgehen.

Sport ist sowohl für die Vorbeugung als auch die Behandlung wichtig. Er soll die Muskulatur kräftigen sowie die Knochenmasse steigern und erhalten. Empfohlen werden zur Vorbeugung in erster Linie Ausdauersportarten wie z. B. Schwimmen, Radfahren, Wandern, Gymnastik, Krafttraining und eben Aqua-Training. Ist die Krankheit diagnostiziert, kann gerade Aqua-Aerobic die medikamentöse Behandlung sinnvoll begleiten, um die Muskelkraft zu stärken und Bewegungsunfähigkeit so lange wie möglich zu verhindern. Die relativ geringe Belastung des Bewegungsapparates im Wasser mindert die Risiken von Bewegungsübungen. Die Gefahr von Eigenverletzungen und Brüchen durch Zug, Druck, Stoß oder Aufprall ist so gut wie ausgeschlossen. Um jedoch die Remineralisierung der Knochen und somit den Knochenaufbau zu fördern, ist zusätzlich ein kontrolliertes wohldosiertes Krafttraining erforderlich.

Bei Rückenbeschwerden

Rückenbeschwerden kennt jeder. Hexenschuß, Nackensteifigkeit, Bandscheibenvorfall, Wirbelsäulenverkrümmung, sie gehören in unserer Gesellschaft zu den häufigsten Erkrankungen überhaupt. Sie sind in allen Bevölkerungsschichten und in jedem Alter anzutreffen. Statistisch gesehen leiden ca. ein Drittel aller Erwerbsfähigen allgemein unter Veränderungen am Haltungs- und Bewegungsapparat und ca. 30 Prozent der Bevölkerung in Deutschland unter Rückenschmerzen im besonderen. Nur bei einem geringeren Prozentsatz der Betroffenen kann tatsächlich eine Diagnose wie z.B. degenerative Veränderungen an den Wirbeln, ein Haltungsschaden o.ä. festgestellt werden, die meisten leiden unter sogenannten unspezifischen Rückenbeschwerden.

Wir stehen auf und es sticht, knirscht, zieht oder schmerzt auf andere Weise. Wir dehnen und recken uns, wir bewegen uns vorsichtig, versuchen, die Muskeln zu lockern oder machen vielleicht sogar gezielte gymnastische Übungen. Sehr oft setzen wir uns dann wieder hin und arbeiten weiter. Die Gründe für das Entstehen von Rückenschmerzen sind sicher vielfältig und individuell, eines aber ist allgemeingültig: Wir sitzen zuviel!

Die sitzende Lebensweise, auch die eingeschränkt funktionale Arbeitsweise in vielen Berufen der verarbeitenden und produzierenden Industrie fördert die Degeneration des Bewegungsapparats ungemein. Jedes Körperorgan, das nicht oder falsch genutzt wird, verkümmert oder nimmt Schaden. Wollen wir uns gesund erhalten, müssen wir unsere Bewegungsarmut ausgleichen. Wir müssen unseren Bewegungsapparat bewegen. Deswegen ist Sport eben auf keinen Fall nur ein Spaßgewinn unserer Freizeitgesellschaft, sondern unverzichtbar für unsere Gesundheit.

Schmerzen im Rücken und im Schulter-Nackenbereich haben oft eine einfache Ursache – verspannte Muskeln. Solche Verspannungen entstehen durch die genannten Faktoren:

➜ Sitzende oder einseitige Tätigkeit
➜ Schlechte Arbeitshaltung
Aber auch durch:
➜ Streß
➜ Mangelnde Entspannung
➜ Vorhandene Vorschädigungen
➜ Zu intensive Bewegung
➜ Falsche Belastung
➜ Ungesunde Sitz- oder Schlafgelegenheiten

Gerade bei verspannter Muskulatur schließt sich leicht ein Teufelskreis. Man macht es sich bequem. Die Betroffenen neigen dazu, eine Schonhaltung einzunehmen, wodurch sich die Verspannungen eher noch verschlimmern. Auf lange Sicht nimmt bei einer solchen Haltung die Fähigkeit zu sportlichen bzw. körperlichen Aktivitäten ab. Die Kondition wird schlechter. Das Körpergewicht nimmt zu. Der Rücken wird dadurch noch mehr belastet, und die Beschwerden verschlimmern sich. So führen Verspannungen oft zu einer dauerhaften Schädigung und damit zu einem dramatischen Verlust an Lebensqualität.

Gegen die ungesunden Folgen von Bewegungsarmut hilft nur aktive Entspannung. Nichts steht idealer für den Begriff der aktiven Entspannung wie Aqua-Aerobic. Bewegung des Wassers, Beweglichkeit im Wasser, unser Selbstgefühl im nassen Element, alles lockert und entspannt die Muskulatur, fördert die Durchblutung, massiert den Körper. Aqua-Aerobic fordert den Bewegungsapparat, aber überfordert ihn nicht. Hier wird nicht eine Muskelgruppe oder ein Bewegungsablauf einseitig auf Leistung trainiert, sondern der ganze Körper in Bewegung gebracht. Aqua-Aerobic verhilft Ihnen zu besserer Gesundheit und damit auch zu einem größeren Körperbewußtsein.

Wichtig:

Die genauere Empfindung einer guten Beweglichkeit wird den Wunsch wecken, auch im alltäglichen Lebensumfeld gesunde Bedingungen für Rücken und Bewegungsapparat zu schaffen – sei es bewußte Bewegung zwischendurch, seien es ergonomische Sitzgelegenheiten statt schlabberiger Polster oder körpergerechte Matratzen statt durchgelegener Betten: Wer seine Beweglichkeit bewußt genießt, wird auch im Alltag besser auf sie achten. Aqua-Aerobic ist der Anfang dafür.

Bei Herz-Kreislauf-Problemen

Schnappen Sie nach Luft, wenn Sie eine Treppe im Sturmschritt nehmen? Steht Ihnen der Schweiß auf der Stirn, wenn Sie schwere Einkaufstaschen schleppen? Dann ist Ihr Herz-Kreislauf-System geschwächt. Wenn nicht gerade die Folgen einer Krankheit zu bewältigen sind und Sie sich sonst gesund fühlen, beruht auch diese Schwäche auf dauerndem Bewegungsmangel. Das Gesundheitstraining im Wasser stärkt Ihre Kondition im allgemeinen, wirkt aber auch ganz spezifisch auf die Blutzirkulation in Ihrem Körper.

Der erhöhte Druck, der im Wasser auf den Bauch und den Brustkorb einwirkt, erschwert die Einatmung und beansprucht die Atemmuskulatur in höherem Maße, was im Endeffekt zu deren Kräftigung führt. Gleichzeitig wird die Ausatmung durch diesen Druck erleichtert und unterstützt. Ferner fördert der Druck die Verschiebung des Blutvolumens in den Brustraum (der venöse Rückstrom zum Herzen wird verstärkt). Somit steht dem Herzen ein erhöhtes Blutvolumen zur Verfügung. Durch die größere Blutmenge im Herzmuskel wird dieser stärker vorgedehnt, dementsprechend gekräftigt und kann mit einem Herzschlag mehr Blut in den Körper befördern. Reflektorisch senkt der Körper dann die Herzfrequenz, da er mit einem Schlag genausoviel Blut transportiert wie zuvor mit mehreren Schlägen. Fazit: Das Herz arbeitet wirtschaftlicher, und wir kommen nicht mehr so leicht außer Atem. Wassertraining macht fit!

Die Herzfrequenz in Ruhe und bei Belastung sinkt, und nach körperlicher Belastung sind die Erholungszeiten kürzer. Der Körper ist Streß- und Dauerbelastungen besser gewachsen. Er ist vor Risiken wie Herzinfarkt oder Kreislaufzusammenbruch besser geschützt. Die physiologische Wirkung von Aqua-Aerobic stärkt also das Herz-Kreislauf-System.

Aber Achtung: Hoher Blutdruck ist eine Kontraindikation! Denn Aqua-Aerobic senkt zwar die Herzfrequenz, aber steigert den Blutdruck. Wenn Sie also wissen oder vermuten, daß Ihr Kreislauf unter dem Dauerstreß zu hohen Blutdrucks steht, also vorgeschädigt ist, sollten Sie vor dem Wassertraining Ihren Arzt fragen und auch den Kursleiter informieren. Er kann Ihnen ein persönliches Übungsprogramm vorschlagen, das Ihrer Gesundheit dient.

Wichtig:

Aqua-Aerobic kann auch hohen Blutdruck günstig beeinflussen. Voraussetzung dafür ist die Zusammenarbeit mit Ihrem Arzt, der Ihnen geeignete Medikamente gegen den Bluthochdruck verordnen kann. Informieren Sie Ihren Arzt jedoch unbedingt darüber, daß Sie Sport treiben wollen, denn es gibt auch Blutdruckmedikamente, die sich mit sportlicher Betätigung nicht gut vertragen.

Zur Rehabilitation

Verletzungen und Erkrankungen haben oft ein Sportverbot bis zur völligen Ausheilung zur Folge. Nach längeren Sportpausen treten unter anderem zwei Probleme auf.

Zum einen besteht die Angst, das verletzte Körperteil abermals zu schädigen. Im Leistungs- und besonders im Wettkampfsport ist sie berechtigt und dem Betroffenen auch oft bewußt. Im Alltag wird sie durch oft unbewußte Bewegungseinschränkungen auch lange nach erfolgter Heilung erkennbar. Beim Sport können solche unbewußten Bewegungseinschränkungen zu Verlagerung und falscher Belastung führen, die dann tatsächlich eine erneute Verletzung zur Folge haben kann.

Zum zweiten bildet sich während der erzwungenen Sport- und Bewegungspause die gesamte Muskulatur signifikant zurück. Sie muß wiederaufgebaut werden. Gerade für Sportler gilt: Je mehr Muskelmasse gezielt aufgebaut wurde, desto mehr wird in der trainingslosen Zeit auch wieder abgebaut. Aqua-Aerobic als rehabilitative Maßnahme bietet den Vorteil eines wesentlich früheren Wiedereinstiegs in sportliche Betätigung sowie des schonenden Aufbaus der Muskulatur durch die schon beschriebene Wassereinwirkung.

Bewegungstherapie im Wasser ist schon seit Jahren ein wichtiger Bestandteil rehabilitativer Maßnahmen. Schwerelosigkeit und Bremswirkung des Wassers ermöglichen es auch Patienten mit Schmerzen, sich leicht, schonend und schmerzfrei zu bewegen. Damit ist auch eine frühere – und vor allem risikolose – Wiederaufnahme von Bewegung und der Wiederaufbau von Muskulatur möglich. Gerade bei

Schäden des Bewegungsapparats ist dies für die völlige Ausheilung besonders wichtig, da die Muskulatur zur Stützung des Haltungsapparats entscheidend beiträgt.

Wichtig bei rehabilitativen Maßnahmen ist die Wassertemperatur. Sie sollte bei ca. 28 bis 32 °C liegen, also mindestens fünf Grad unter der normalen Körpertemperatur. Muskelarbeit hat immer eine Stoffwechselsteigerung und somit Wärmeproduktion zur Folge. Da jedoch im Wasser Schwitzen nicht möglich ist, wird durch die niedrigere Wassertemperatur der Wärmeüberschuß im Körper kompensiert. Bei einer höheren Wassertemperatur kann es zu einem stark kreislaufbelastenden Wärmestau im Körper kommen.

Indikationen für den rehabilitativen Einsatz von Aqua-Aerobic sind:

→ Haltungs-, Muskel- und Bindegewebsschwäche
→ Bewegungseinschränkung bei Wirbelsäulensyndromen, Muskelschmerzen und -erkrankungen
→ Myalgien, Lumbago (Hexenschuß) und Myogelosen
→ Herz-Kreislauf-Beschwerden
→ Durchblutungsstörungen

Wichtig:
Die Aufnahme von Aqua-Aerobic als rehabilitative Maßnahme sollte nur nach Rücksprache mit dem behandelnden Arzt und unter therapeutischer Anleitung erfolgen. Ihr Physiotherapeut wird Ihnen nach einer gewissen Zeit erlauben, Übungen allein durchzuführen. Dieses Buch soll Ihnen in diesem Fall nur zur Hintergrundinformation dienen.

B PRAKTISCHER TEIL

4 Rahmenbedingungen für Aqua-Aerobic

Allgemeines

Vorbereitungen

Wie fängt man an? Wenn Sie einen Aqua-Aerobic-Kurs besuchen, ergibt sich das meiste von selbst. Bei der Anmeldung oder in der ersten Stunde wird Ihnen das Wichtigste bestimmt mitgeteilt. Wollen Sie lieber allein oder nur mit Freunden trainieren? Sie sollten nicht einfach ins kalte Wasser springen! Bereiten Sie sich in Ruhe vor. Überlegen Sie die Umstände, unter denen Sie trainieren werden. Je weniger unvorhergesehene Probleme auftauchen, desto besser können Sie sich auf das Training selbst konzentrieren und desto mehr Spaß und Erfolg werden Sie bei den Übungen haben. Eine gute Vorbereitung auf das Training ist die halbe Miete. Dieses Kapitel will Ihnen dabei helfen.

Falls Sie sich entschließen, nicht an einem Kurs unter professioneller Leitung teilzunehmen, sondern lieber allein trainieren wollen, ist es auf jeden Fall empfehlenswert, sich ein Trainingsprogramm zu überlegen. Sie können sich natürlich auch zuerst einige Elemente aus dem Übungsteil oder ein Programm aus dem Anhang aussuchen und dies durchführen. Um erste Bekanntschaft mit dieser Sportart zu machen, ist das durchaus sinnvoll. Es ist eine Möglichkeit herauszufinden, wie »es sich anfühlt«, welche Wirkung Aqua-Aerobic allgemein auf Sie hat und ob Sie sich mit der Sache anfreunden können. Beginnen Sie immer mit Wassergewöhnung (siehe S. 79, 199), wenn Sie noch keine Erfahrung mit Aqua-Aerobic haben.

Dann jedoch – speziell wenn Sie einen bestimmten Trainingszweck verfolgen – sollten Sie sich unter Zuhilfenahme des folgenden Kapitels (siehe S. 88 »Die Übungen«) einen Trainingsplan zusammenstellen.

Haben Sie sich für einen Trainingsplan entschieden, sehen Sie sich die Übungen genau an und prägen Sie sich die Bewegungsabläufe ein. Probieren Sie die Bewegung – soweit möglich – zunächst einzeln und in Ihrem eigenen Tempo aus. Lassen Sie sich bezüglich der Übungsausführung von Freunden korrigieren, die Sie vom Beckenrand aus mit dem Buch in der Hand viel besser anleiten können. Schließlich können Sie selbst kaum mit dem Buch im Wasser stehen. Notfalls legen Sie das Buch an den Beckenrand. Nach einigen Trainingsstunden beherrschen Sie die Übungen und können auf diese Vorbereitung verzichten.

Wenn Sie vorhaben, in einem öffentlichen Schwimmbad zu trainieren, sollten Sie sich vorher – am besten durch einen Besuch – über die örtlichen Gegebenheiten informieren. Gehen Sie dort einmal schwimmen, und erkunden Sie, ob die Umstände für Ihr Vorhaben passen. Stellen Sie sich folgende Fragen:

→ Ist die Atmosphäre im allgemeinen angenehm?
→ Sind die Duschen nicht zu weit vom Becken entfernt?
→ Kann ich meine Sachen in der Nähe des Beckenrands deponieren?
→ Wie sind die Öffnungszeiten?
→ Hat das Wasser die richtige Tiefe für meine Übungen?
→ Wo kann ich trainieren, ohne die anderen Schwimmer zu behindern?

Die meisten Hallenbäder verfügen über ein abfallendes Becken. Überlegen Sie sich daher im voraus, wo Sie entsprechend Ihrer Körpergröße und der gewählten Trainingselemente am sinnvollsten trainieren können. Achten Sie auch darauf, ob der Boden des Beckens rutschfest ist.

Wenn Sie hauptsächlich Beckenrandübungen (siehe S. 162) durchführen wollen, achten Sie darauf, ob der Beckenrand dafür geeignet ist. Idealerweise sollte dann eine fest montierte Haltestange in Höhe der Wasseroberfläche oder zumindest eine gute, griffige Haltemöglichkeit zur Verfügung stehen.

Auch ist es sinnvoll – wenn irgend möglich –, in Zeiten zu trainieren, in denen das Schwimmbad nicht völlig überfüllt ist. Nutzen Sie, wenn möglich, die Abendzeiten, und meiden Sie wegen der Kinder die Wochenenden. Sonst behindert man nur andere und kann sich schlechter auf die Übungen konzentrieren. Abgesehen davon können überfüllte Schwimmbäder kaum Entspannung fördern, und dies ist unter anderem ja auch ein Ziel bei Aqua-Aerobic.

Im folgenden noch einige Hinweise, die Sie beachten sollten:

→ Badetuch oder -mantel sollten in der Nähe des Beckens bereitliegen, um eine zu starke Abkühlung nach dem Training zu verhindern.

→ Weder ein überfüllter noch ein ausgehungerter Magen sind dem Training förderlich (letzte Mahlzeit zwei Stunden vor Trainingsbeginn).

→ Gehen Sie ungeschminkt ins Wasser.

→ Zu Beginn des Trainings sollte der Körper ausgeglichen temperiert sein. Zu diesem Zweck ist es am sinnvollsten, vorher unter die Dusche zu gehen und sich erst warm und dann etwas kälter abzuduschen.

→ Beim Üben im Freien unbedingt an Sonnenschutzmittel denken. Wir alle wissen, was die Kombination von Wasser und Sonne mit unserer Haut anstellen kann.

Wann dürfen Sie auf keinen Fall Aqua-Aerobic machen?

- Bei allen akuten Infekten und Entzündungen
- Bei unbehandeltem hohem Blutdruck und anderen Herz-Kreislauf-
  Erkrankungen
- Bei Anfallsleiden
- Bei offenen Wunden
- Bei Hauterkrankungen
- Bei Alkohol- oder Drogenmißbrauch

Grundsätzlich gilt: Fragen Sie in Zweifelsfällen Ihren Arzt!

Bekleidung

Angepaßte Kleidung ist wichtig, um den Körper vor Krankheiten oder Verletzungen zu schützen. Auch im Wasser ist richtige Bekleidung nicht unwichtig. Es ist sicher richtig, daß das Gefühl, schön gekleidet zu sein, die Stimmung beeinflußt und somit auch beim Sport die Motivation erhöhen kann. Ziehen Sie also an, was Sie wollen. Dennoch sollte man sich bewußt sein, daß man Sport treiben will, und die Kleidung dem Zweck untergeordnet werden sollte.

Es muß nicht sein, aber: Auf superknappe Tangas und entsprechende Bikinioberteile sollte frau deswegen für die Übungszeit besser verzichten. Es ist zunächst einmal wichtig, daß Sie sich mit ihrer Bekleidung wohl fühlen. Aber die Badebekleidung darf nicht einengen und nicht behindern. Einengende Bekleidung hat vor allem zur Folge, daß die Haut nicht gleichmäßig durchblutet wird und der Stoffwechsel behindert werden kann. Bekleidung, die Bewegungsabläufe behindert, macht einen Teil des Trainingseffekts zunichte. Darüber hinaus ist es einfach störend, wenn man während des Trainings alle zwei Minuten das Bikinioberteil wieder zurechtrücken muß. Die Konzentration gilt dann zunehmend nur noch dem Sitz der Kleidung anstatt dem Training.

Nur der Ordnung halber sollte auch noch einmal erwähnt werden, daß Sie sich nach dem Training, wenn Sie nicht mehr im Wasser sind, möglichst schnell der nassen Sachen entledigen sollten, da der Körper sonst sehr schnell zu stark abkühlen kann. Nehmen Sie ein Badehandtuch mit an den Beckenrand, und verzichten Sie am besten auch auf den Bademantel nicht. Sie haben Ihren Körper gefordert. Sie sind erhitzt. Ihr Organismus reagiert dann sensibler auf Temperaturreiz und Luftzug als nach einem normalen Schwimmvergnügen in der Freizeit. Achten Sie deshalb vor allem in den kühleren Jahreszeiten auch auf ausreichend warme und schützende Bekleidung beim Verlassen der Schwimmstätte. Sonst endet der gesunde Sport mit Fieber und Erkältung im Bett.

Wassertemperatur

Die Wassertemperatur sollte beim Aqua-Aerobic idealerweise zwischen 28 und 30 °C liegen. Viele Schwimmbäder verfügen über Warmwasserbecken oder zumindest über Warmbadezeiten in diesem Temperaturbereich.

Wassertemperaturen von 31–32 °C sind für Stretchingübungen geeignet. Über 32 °C kann ein Wärmestau im Körper entstehen. Da dem menschlichen Körper im Wasser kein Wärmeausgleich durch Schwitzen möglich ist, muß er die beim Training zusätzlich entstehende Wärme an das Wasser abgeben. Dies ist aufgrund der hohen Wärmeleitfähigkeit von Wasser gegeben. Entspricht die Wassertemperatur jedoch der Körpertemperatur oder liegt darüber, ist diese Wärmeabgabe erschwert, und im Körper entsteht ein Wärmestau. Dies belastet Herz und Kreislauf.

Bei Wassertemperaturen, die weit unter der Körpertemperatur liegen (also 24 °C oder noch niedriger), ist die Wärmeabgabe des Körpers sehr hoch, da er permanent versucht, den Temperaturunterschied auszugleichen. Infolgedessen ist der Wärmeverlust im Körper hoch, die Muskeln verkrampfen schneller und verlieren ihre Elastizität, die Durchblutung wird beeinträchtigt, und auch die Gelenke werden weniger elastisch. Man friert, hat keine Lust mehr zum Trainieren, und die Verletzungsgefahr steigt ebenfalls.

Sie haben bis hierher gelesen und sind von den Wirkungen von Aqua-Aerobic begeistert? Gerade für Ihre Gesundheit wäre Aqua-Aerobic genau das Richtige! Aber Sie haben Angst vor dem Wasser, oder Sie können nicht schwimmen. Gerade Menschen mit chronischen oder verletzungsbedingten Bewegungseinschränkungen, denen Aqua-Aerobic besonders gut helfen könnte, fürchten sich (mit Recht) davor, im Wasser den Boden unter den Füßen zu verlieren. Was nun?

Zur Beruhigung: Aqua-Aerobic kann im hüfttiefen (= flachen) Wasser, im brusttiefen (am besten geeignete Wassertiefe) sowie im tiefen (man kann nicht mehr stehen) Wasser stattfinden. Bei hüfttiefem Wasser ist die Wirkung des Wassers bezüglich aller seiner schon genannten Vorteile eingeschränkt, da der Körper sich nur teilweise im Wasser befindet. Training im hüfttiefen Wasser kräftigt vor allem die Beinmuskulatur. Vorsicht: In dieser Tiefe sollten keine gesprungenen oder schwebenden Übungen durchgeführt werden.

Im brusttiefen Wasser kommen nun die schon erwähnten Vorteile des Aqua-Aerobic zum Tragen. Hier kann auch gesprungen oder schwebend trainiert werden. Diese Tiefe ist für alle geeignet, vorausgesetzt, sie haben keine Angst.

Im tiefen Wasser kann nur noch schwebend trainiert werden. Hier werden die Vorteile des Wassers maximal ausgeschöpft. Besonders intensives Training ist hier möglich. Auch diese Wassertiefe ist für jeden geeignet, man sollte jedoch keine Angst vor tiefem Wasser haben und schwimmen können oder zumindest nicht allein im Wasser sein.

Keiner kann Freude und Erfolg beim Training im brusttiefen Wasser haben, wenn er dabei Beklemmungen verspürt. Darum sollte man es langsam im flachen Wasser angehen und nur allmählich steigern, bis man sich schließlich auch im tieferen Wasser angstfrei bewegen kann. Die in Kapitel 5 geschilderten Beckenrandübungen sind für einen solchen schonenden Einstieg ideal (siehe auch den Abschnitt »Wassergewöhnung« weiter unten und im Anhang). Am einfachsten und besten sollte man einen entsprechenden Kurs besuchen. Da paßt der Kursleiter auf, daß nichts passiert. Schon dieses Wissen gibt Sicherheit. Betroffene können dem Kursleiter ihr Problem schil-

dern, und er wird auf deren Unsicherheit individuell eingehen können. Nach einiger Zeit werden die meisten ihr Unbehagen überwun-
den haben und mit Spaß auch allein trainieren können.

Musik

Musik begleitet uns in unserem Leben auf Schritt und Tritt. Sei es im
Fahrstuhl, im Kino, beim Einkaufen, beim Fernsehen, beim Radio-
hören morgens oder im Auto, wir sind ständig von Musik umgeben.
Oft nehmen wir sie gar nicht bewußt wahr, sie »dudelt« nebenbei. Sel-
tener hören wir konzentriert und aufmerksam einer CD oder einem
Konzert zu. In beiden Fällen geht es um ein passives Musikerlebnis.
Nur wenige Menschen widmen sich aktiv der Musik. Sie spielen ein
Instrument, singen oder tanzen.

Jeder Mensch hört gerne Musik, und jeder Mensch kann von Musik
beeinflußt werden. Musik ist ein Stimmungsmacher. Je nach Auswahl
und Stimmung kann sie uns sentimental oder aggressiv, lustig oder
traurig machen. Fast jedem Menschen ist es schon einmal passiert,
daß er ein Musikstück hört und an bestimmte Erlebnisse in seinem
Leben denken mußte. Viel intensiver als beim passiven Hörerlebnis
verstärkt Musik die jeweilige Stimmung beim aktiven Mitmachen. Gerade beim Tanzen ergreift der Rhythmus und die Tonlage den ganzen Körper. Heitere Ausgelassenheit oder gefühlsmäßige Intensität
wird ausgelebt und dadurch gesteigert. Die Tänzer gehen in der Musik auf. Die Stimmung der Musik überträgt sich auf die gemeinsam
Tanzenden und verstärkt ihr Zusammengehörigkeits- und Gemein-
schaftsgefühl. Die positive seelische Wirkung und die verstärkende
Aktivierung des Körpers sind bei Aqua-Aerobic sehr erwünschte Un-
terstützungseffekte.

Musik ist deshalb ein wichtiger, wenn auch nicht unerläßlicher Bestandteil von Aqua-Aerobic. Zum einen macht es den meisten Menschen mehr Spaß, sich im Rhythmus von Musik zu bewegen. Zum anderen dient sie auch dazu, die einzelnen Übungen, die ja meist mehrmals wiederholt werden, in einem gleichmäßigen Rhythmus und
kontrollierter auszuführen. Musik fördert eine solche Harmonisierung der Bewegungsabläufe ungemein. Schlechte, unkontrollierte,
unharmonische Bewegungen kosten Kraft, Konzentration und Freu-

de an der eigenen Bewegung. Richtig eingesetzte Musik beim Training kann dagegen die Leistungsgrenzen des einzelnen erweitern, die Freude am Training und auch an der Trainingsgemeinschaft erhöhen.

Musik lenkt auch ab. Die ständige rhythmische Bewegung hindert uns, darüber nachzudenken, ob wir vielleicht schon eine gewisse Ermüdung spüren. Sie hindert uns, in unseren Körper hineinzuhorchen. Die mehrmals wiederholten Abläufe einzelner Übungen erscheinen uns nicht mehr langweilig und eintönig, sondern wie beim Tanzen als dynamische Steigerung durch die erhöhte eigene Anstrengung. Aber Vorsicht: Diese angenehme Selbsttäuschung kann auch dazu führen, daß man die Belastungsgrenzen seines Körpers überschreitet, ohne es zu merken. Im Kurs wird der Übungsleiter darauf achten. Wenn Sie ohne professionelle Begleitung mit Musik trainieren, sollten Sie zwischen den Übungen immer wieder in sich hineinhorchen und auf Signale Ihres Körpers achten. Einsteiger sollten die Grundregeln (siehe S. 82, Abschnitt »Einsteiger«) unbedingt einhalten.

Bei der Auswahl von Musik für das Aqua-Training sollte darauf geachtet werden, für welchen Trainingsteil sie eingesetzt wird. Es gibt im Sportfachhandel spezielle Musikkassetten und CDs für Aqua-Aerobic. Hier können Sie sicher sein, daß die Musikstücke genau die geeignete Geschwindigkeit für Ihr Training aufweisen. Bei diesen Tonträgern wird in Warm-up (Aufwärmphase), Hauptteil, Cool-down (Abkühlphase) und Stretching mit unterschiedlichen Musikgeschwindigkeiten unterteilt. Die Angaben erfolgen in Schlägen pro Minute (= »beats per minute« = »bpm«). Folgende Tabelle soll Ihnen als Anhalt dienen:

- Warm-up und Cool-down: 110 bis 120 bpm
- Haupt-/oder Ausdauerteil: 125 bis 130 bpm
- Stretching: keine bpm-Angabe (entscheiden Sie, was Sie persönlich als entspannend empfinden)

Vermeiden Sie zu aggressive Musik wie Techno oder Punk. Das ist keine Geschmacksfrage. Ein zu schneller Rhythmus schadet einfach dem Trainingserfolg und bringt den Körper schneller an seine Leistungsgrenze.

Wenn Sie die Übungen allein im Hallenbad oder z. B. im nahegelegenen See durchführen, wird es schwierig sein, dies mit Musikbegleitung zu tun. Bedenken Sie das bei der Auswahl der Übungen. Menschen sind verschieden. Wer auf den unterstützenden Rhythmus verzichten will, weil er für die Konzentration auf seinen Körper und seine Übungen meditative Ruhe vorzieht, wird deswegen keine schlechteren Ergebnisse erzielen.

Wassergewöhnung

Diese Kapitelüberschrift mag einige Leser befremden. Wasser ist uns schließlich ein vertrautes Medium. Wir duschen, waschen, baden uns. Wir gehen täglich mit Wasser um. Dennoch sollte sich jeder zu Anfang bewußt mit dem Medium Wasser vertraut machen, um dann möglichst effektiv trainieren und möglichst viel profitieren zu können.

Wassergewöhnung ist deswegen so wichtig, weil im Wasser völlig andere Umgebungsbedingungen herrschen als an der Luft. Sowohl der Körper als auch die Psyche sollten die Gelegenheit erhalten, sich auf diese veränderten Bedingungen einzustellen.

Die folgende Aufstellung klingt vielleicht zunächst ein wenig beängstigend. Alle diese Punkte jedoch sollten Sie bewußt erfahren, positiv erleben und sinnvoll für Ihr Training nutzen, wenn Sie unser Programm durchgearbeitet haben.

➜ Der Verlust des Gleichgewichts aufgrund der Auftriebswirkung des Wassers, die eine Art Schwerelosigkeit erzeugt.

➜ Die Verlangsamung der Bewegungen, da Wasser eine höhere Dichte als Luft hat.

➜ Brennende Augen durch Spritzer vor allem in gechlortem Schwimmbadwasser. (Anmerkung: Daran gewöhnt man sich relativ schnell!)

➜ Der Wasserdruck erschwert die Atmung.

→ Bei längeren Pausen zwischen den Übungselementen oder wenn ein größerer Teil des Körpers aus dem Wasser ragt, kann man sehr schnell anfangen zu frieren.

→ Der Körper reagiert anders auf Temperaturen. Überhitzung, aber auch Verkühlung werden nicht so schnell wahrgenommen wie sonst. Denken Sie an schnatternde Kinder mit blaugefrorenen Lippen, die unbedingt »wieder rein wollen«.

Spezialtip:
Versuchen Sie, diese veränderten Bedingungen bewußt wahrzunehmen. Sie können dadurch Ihren Körper besser vor Überforderung und Überbelastung schützen. Sie entwickeln aber auch ein positives Körpergefühl, wenn Sie etwa Schwerelosigkeit, Wasserkälte oder eigene Körpererwärmung erfühlen.

Besonders wichtig ist eine langsame Wassergewöhnung für Nichtschwimmer und Menschen, die – z. B. aufgrund eines Kindheitstraumas – Angst vor Wasser haben. Diese beiden Gruppen werden sich mit den veränderten Umgebungsbedingungen von Wasser schwertun. Sie werden am Anfang nicht Neugier auf eine bewußtere Erfahrung, sondern verständliche Abwehr empfinden. Sie sollten sich Zeit lassen. Freunden Sie sich ganz allmählich mit dem Medium Wasser an. Am leichtesten fällt dies mit Unterstützung von Partnern oder Freunden. Hierzu sollte man ein schrittweises Programm ausarbeiten. Am Beginn stehen leichtere Übungen in der Nähe des Beckenrandes. Ein Schwimmbad ist für diesen Zweck in jedem Fall besser geeignet als offenes Gewässer. Die Gewöhnung erleichtern einfache Bewegungsabläufe wie z. B. Gehen, Laufen und Springen im Wasser, Wasser über das Gesicht laufen lassen, Wasser »greifen«. Speziell bei letzterem versuchen Sie zu fühlen, wie es ist, wenn Sie mit gestreckter Hand und geschlossenen Fingern das Wasser quasi schneiden (Handstellung parallel zur Bewegungsrichtung, »die Hand schneidet das Wasser wie ein Messer«), das Wasser richtig in die Hand nehmen und es wegdrücken (Handstellung senkrecht zur Bewegungsrichtung, »Wasser in der Hand«), oder Sie machen eine Faust und fahren mit dieser durch das Wasser («fausten«). Diese Gewöhnungsübungen können immer mehr gesteigert werden, beginnend zunächst in hüfttiefem Wasser – später auch in tieferem. Auch besonders ängstliche Menschen können so allmählich lernen, sich im Wasser wohl zu fühlen, und wer dies erreicht, wird auch die vielfältigen positiven Auswirkungen – sowohl körperlicher als auch seelischer Art – zu spüren bekommen und genießen können.

Aqua-Aerobic ist jedoch kein geeignetes Mittel, um Menschen, die in bezug auf Wasser unter einem echten Trauma, einer tiefgehenden psychischen Verletzung aus ihrer Kindheit leiden, zu »heilen«. Hier ist dann zunächst eher zu einer psychotherapeutischen Behandlung zu raten.

Noch ein Rat: Versuchen Sie Wasser bewußt und positiv wahrzunehmen. Konzentrieren Sie sich darauf, wie es sich anfühlt, wie Ihr Körper reagiert, nehmen Sie die Temperaturunterschiede wahr, spüren Sie den Strömungen nach, die Sie mit Ihren Bewegungen im Wasser verursachen. Es ist auch eine Art Meditation!

Trainingsumfang

Beim Aqua-Sport ist, wie bei jeder anderen Sportart, der Trainingsumfang, also Anzahl der Übungen und Häufigkeit des Trainings, zu bedenken. Das gilt vor allem für Alleinübende. Dazu gehört auch, daß man sich darüber im klaren ist, was man mit dem Training erreichen will.

Ist es das Ziel, den körperlichen Leistungsstand auf dem momentanen Niveau zu halten, genügt es, einmal die Woche zu trainieren. Trainiert man entsprechend häufiger (zwei- bis dreimal wöchentlich), wird die körperliche Fitneß auch entsprechende Fortschritte machen.

Wichtig:
Sowohl die Häufigkeit des Trainings pro Woche als auch die Dauer und Intensität der Trainingseinheiten an sich sind entscheidend für den Erfolg (also eine Verbesserung der Fitneß). Gönnen Sie sich immer mindestens einen Tag Pause zwischen Ihren Trainingseinheiten zur Regeneration!

Untrainierte Personen wie auch gut trainierte Sportler sollten ihrem Körper Gelegenheit zur Regeneration geben. Das Motto »viel hilft viel« ist bei sportlichen Aktivitäten nur bedingt richtig. Das heißt, wenn man seinem Körper viel Leistung abverlangt, sollte man ihm unbedingt auch Erholung gönnen. Zur Erholung ist in diesem Zusammenhang das Stretching (siehe S. 184) zu zählen ebenso wie z.B. Entspannungsübungen, Massagen, heiße Bäder etc.

Einsteiger

Wie schon erwähnt, ist es wenig sinnvoll, sich ein anspruchsvolles Trainingsprogramm vorzunehmen, wenn die körperlichen Bedingungen dafür nicht gegeben sind. Das heißt, daß sportliche Anfänger oder Sportler, die lange pausieren mußten, sich mit einem langsamen Einstieg begnügen sollten. Der Körper wird so allmählich und dementsprechend schonend an seine Leistungsgrenzen geführt, die Leistungsfähigkeit wird langsam gesteigert.

Für den Anfang ist es ausreichend, wenn eine Trainingseinheit 20 bis 30 Minuten dauert. Das bedeutet: 5 bis 10 Minuten zum Aufwärmen, 10 bis 15 Minuten für den Hauptteil (Belastungsgrenze wird erreicht), 5 bis 10 Minuten Cool-down. Achtung: Wenn die Aufwärmphase zu sehr ausgedehnt wird, besteht die Gefahr, daß sportlich untrainierte Menschen dann beim Hauptteil schon relativ erschöpft sind. Deshalb sollten die angegebenen Zeiten möglichst eingehalten werden. Einen Übungsplan finden Sie im Anhang.

Für den Anfang ist es sinnvoll, nicht allzu schnelle Musik auszuwählen (siehe auch S. 77), damit die Übungen möglichst korrekt durchgeführt werden und man nicht in die Verlegenheit gerät, der Musik hinterherzustolpern.

Hilfsgeräte wie z.B. Hanteln, Handschuhe oder Schwimmbretter sollten erst dann verwendet werden, wenn der Körper schon etwas trainierter ist (erhöhter Kraftaufwand) und die Übungsformen einwandfrei beherrscht und korrekt ausgeführt werden.

Beim Hauptteil empfiehlt es sich, mit leichteren Bewegungsformen anzufangen, um dann erst mit schwierigeren oder kombinierten Übungsformen fortzufahren. Auch sollten am Anfang des Trainings Übungen durchgeführt werden, die den ganzen Körper (Arme und

Beine) beanspruchen und dann erst einzelne Muskelpartien. Beim Training einzelner Muskelgruppen sollte bei den größeren Muskelgruppen begonnen werden (also z. B. Beine oder Rumpf) und dann erst die kleinere Muskulatur wie zum Beispiel Arme oder Schultern trainiert werden.

Zur Leistungssteigerung sollten Sie anfangs zwei- bis dreimal pro Woche in dem oben angegebenen zeitlichen Umfang trainieren. Dabei sollte darauf geachtet werden, daß möglichst ein bis zwei Tage zwischen zwei Trainingseinheiten liegen, um dem Körper Gelegenheit zu geben, sich zu regenerieren. Während des Trainings sinkt Ihre Leistungsfähigkeit, die Energiedepots des Körpers werden abgebaut. In der nun folgenden Regenerationsphase erfolgt die Auffüllung der Depots auf einem höheren Niveau als vor dem letzten Training, wenn die Trainingspause lang genug ist (mindestens 24 Stunden). Dies nennt man das Prinzip der Superkompensation. Halten Sie sich jedoch nicht an die Trainingspause, werden Ihre Energiedepots kleiner, sie werden immer weniger leistungsfähig. Vielleicht werden Sie jetzt denken: »Das bringt doch gar nichts.« Sie werden sich wundern. Bei genauer Beobachtung werden Sie merken, daß schon in den ersten Wochen zum Beispiel das Treppensteigen nicht mehr so schwer fällt, man beim Laufen nicht mehr so schnell außer Atem kommt etc.

Spezialtip:
Haben Sie dieses Programm vier Wochen lang durchgehalten, können Sie allmählich damit beginnen, das Trainingsprogramm zu variieren. Unser Trainingsplan im Anhang (S. 199) ist nur ein Beispiel, Sie können die in Kapitel 5 beschriebenen Übungselemente auch ganz für sich persönlich zusammenstellen.

Haben Sie etwa zwölf Wochen lang das Einstiegsprogramm in der oben beschriebenen Weise absolviert, können Sie das Fortgeschrittenenprogramm angehen. Der Körper ist nun ideal vorbereitet für ein Intensivtraining. Das bedeutet, daß die Trainingseinheiten auf drei- bis viermal pro Woche (jedoch nicht häufiger!) erhöht werden können und der Hauptteil der Trainingseinheit selbst zwischen 30 und 50 Minuten lang sein kann. Die Dauer von Warm-up und Cooldown bleiben bei jeweils 5 bis 10 Minuten.

Nun können auch alle Übungsformen miteinander kombiniert und Übungen mit einem höheren Schwierigkeitsgrad ausgewählt werden. Auch die Anwendung widerstandsvergrößernder Hilfsmittel wie z.B. Hanteln oder Handschuhe (zu den entsprechenden Übungen siehe auch S. 145) ist jetzt erlaubt.

Auch beim Fortgeschrittenenprogramm sollten Sie nicht vergessen, Ihrem Körper immer die Möglichkeit zur Regeneration nach dem Training zu geben. Dies gilt grundsätzlich für jede Sportart!

Belastungsgrenzen

Gerade beim Sport – und speziell, wenn man ein bestimmtes Trainingsziel im Auge hat – kann es besonders leicht passieren, daß man seinen Körper überfordert. Bei einem kerngesunden Menschen hat dies – außer heftigem Muskelkater und einer gewissen Erschöpfung – keinerlei Folgen.

Wichtig:
Können Sie sich während des Trainings gerade noch unterhalten, ist die Trainingsintensität normalerweise nicht zu hoch!

Es gibt jedoch Risikogruppen, bei denen erhöhte Vorsicht geboten ist. Dazu zählen unter anderen Herz-Kreislauf-Geschädigte, Schwangere, ältere Personen mit bestimmten gesundheitlichen Vorschädigungen etc.

Die medizinisch vertretbaren Belastungsgrenzen für jede dieser Risikogruppen zu erläutern würde den Rahmen dieses Buches sprengen. Deshalb kann ich Ihnen hier nur empfehlen, sich an Ihren Hausarzt oder einen Sportmediziner zu wenden, falls Sie sich irgendwie unsicher sind (was im übrigen für jeden Sport gilt) oder Ihnen bekannt ist, daß Sie ein gesundheitliches Risiko tragen. Der Arzt kann – falls nicht offensichtliche gesundheitliche Gründe gegen eine sportliche Betätigung sprechen – eine fahrradergometrische Belastungsuntersuchung durchführen, bei der unter ansteigender Belastung Herzschlag und Blutdruck gemessen werden (eventuell kombiniert mit einer Laktatleistungsdiagnostik, bei der die Belastungsgrenzen von einem Sportmediziner genau bestimmt werden). Zumindest können Sie dann ganz entspannt und mit voller Kraft Ihr Trainingsprogramm angehen.

Aber Sie können auch während des Trainings ganz einfach die Belastung immer wieder überprüfen, indem Sie in bestimmten Abständen Ihre Pulsfrequenz messen. Die Messung der Herz- oder Pulsfrequenz stellt das sinnvollste Mittel zur Belastungseinordnung dar. Die Herzfrequenz bezeichnet die Anzahl der Herzschläge pro Minute und stimmt mit der Pulsfrequenz überein. Zur Messung der Herzfrequenz legen Sie den Zeige- und Mittelfinger flach an die Schlagader unterhalb des Daumenballens (Arteria radialis) oder seitlich am Hals an die Halsschlagader (Arteria carotis).

Bei der Herzfrequenz können jedoch immer nur Richtwerte angegeben werden, da sie auch in Abhängigkeit von bestimmten individuellen Gegebenheiten wie z. B. Alter, Körpertemperatur, Tageszeit, körperlichem und seelischem Zustand zu beurteilen ist.

Bei einem gesunden Erwachsenen kann von einem Ruhepuls von ca. 60 bis 80 Schlägen pro Minute ausgegangen werden. Beim Training kann dann die Pulsfrequenz auf 130 bis 140 Schläge pro Minute ansteigen. Dabei sollten folgende Punkte berücksichtigt werden (Empfehlung: Trainingspuls = 180 Schläge pro Minute minus Lebensalter):

→ Im Wasser macht die Senkung der Herzfrequenz etwa 10 Schläge pro Minute aus. Dies sollte bei der Berechnung berücksichtigt werden.

→ Je trainierter der Körper ist, um so niedriger bleibt die Frequenz.

Dies sind natürlich alles allgemeine Richtlinien, und es soll hier auch nicht angeregt werden, daß Sie ständig während des Trainings Ihren Puls fühlen, denn letztlich ist es nicht die Frage, ob Sie einen Ruhepuls von 60 Schlägen pro Minute und den idealen Trainingspuls von 130 Schlägen pro Minute haben. Wenn Sie sich beim Aqua-Training körperlich und seelisch wohl fühlen, kann eigentlich nicht viel passieren!

Wichtig:
Belastungsgrenze: 180 minus Lebensalter = individueller Trainingspuls
(Angaben in Schlägen pro Minute)
Beispiel für einen 50jährigen: 180 – 50 = 130 (Trainingspuls)
Im Wasser gemessen: 10 Schläge abziehen! (Also 120!)

Was ist zu beachten?

Obwohl Aqua-Aerobic ein ausgesprochen breites Spektrum an Möglichkeiten hat, gibt es natürlich auch einige Einschränkungen:

➜ Schwangere und Personen mit Herz-Kreislauf-Erkrankungen sollten vor Trainingsbeginn mit ihrem Arzt Rücksprache halten.
➜ Aqua-Aerobic als Rehabilitationsmaßnahme ist immer Teil eines Gesamttherapieprogramms und wird entsprechend von einem Therapeuten betreut. Es ist nicht zu empfehlen, Aqua-Training eigenmächtig ohne Rücksprache mit dem Arzt oder Therapeuten als Rehabilitationsmaßnahme durchzuführen.
➜ Bei akuten Infekten oder offenen Wunden gilt Trainingsverbot!
➜ Beim Training im Wasser sollte immer eine weitere Person in Rufweite sein.
➜ Beim Training in offenen Gewässern, also im See oder im Meer, sollte auf etwaige Strömungen geachtet werden.
➜ Die Beschaffenheit des Bodens sollte überprüft werden. Besonders Hindernisse wie unter Wasser liegende Felsen o. ä. können schmerzhafte Verletzungen verursachen.
➜ Natürlich gilt bei jedem Sport Alkoholverbot, beim Aqua-Training ist dies besonders zu beachten, da vor allem die durch Alko-

hol besonders stark beeinträchtigte Koordination und Balance im Wasser ernsthafte Folgen haben kann.

→ Wie beim Schwimmen gilt auch beim Aqua-Training: Nach dem Essen sollte zwei bis drei Stunden gewartet werden, bevor man ins Wasser geht.

→ Bei kälterem Wasser sollte darauf geachtet werden, eine Unterkühlung des Körpers zu vermeiden. Also: Sofort mit Aufwärmübungen anfangen und keine längeren Pausen einlegen, lieber etwas früher mit dem Training aufhören.

→ Bei Wasserungewöhnten kann es zu Muskelkrämpfen kommen. Keine Panik, Ruhe bewahren, an den Beckenrand gehen, ruhig durchatmen, den Muskel nach Stretchingempfehlungen (siehe S. 184) dehnen. Ist der Krampf vorbei, kann weitertrainiert werden.

5 Die Übungen

Aus den vorangegangenen Kapiteln ist ersichtlich geworden, daß eine Aqua-Aerobic-Stunde auf die verschiedensten Ziele hin ausgerichtet werden kann. Demzufolge wurden die in diesem Kapitel beschriebenen Elemente entsprechend den zu trainierenden Körperpartien zusammengestellt. Für jede einzelne Übung ist jeweils der Haupttrainingseffekt angegeben. Arm- und Beinübungen können natürlich – soweit möglich – miteinander kombiniert werden.

Je nach individuellem Leistungsvermögen kann mit zusätzlichen Geräten trainiert werden, die speziell auf Aqua-Fitneß zugeschnitten sind, also z. B. Hanteln oder Paddles, die den Wasserwiderstand und somit den Trainingseffekt noch erhöhen. Es gibt auch Geräte, die den Auftrieb des Körpers noch erhöhen, z. B. Schwimmbretter oder die schon erwähnte Aqua-Jogging-Weste (siehe S. 157), so daß ein Training ohne Bodenkontakt möglich ist. Einige Beispiele für Übungen mit solchen Hilfsmitteln sind ab Seite 145 erläutert.

Natürlich können alle Übungen auch in flacherem (hüfttiefem) Wasser durchgeführt werden. Durch den geringeren Widerstand im flachen Wasser ist jedoch der Trainingseffekt nicht so groß wie bei Übungen im brusttiefen Wasser. Gesprungene Bewegungen sollten im flachen Wasser nicht ausgeführt werden. Für Rehabilitationstraining ist ebenfalls tiefes Wasser zu bevorzugen. Darüber hinaus fängt man im Flachen wesentlich leichter an zu frieren und läuft Gefahr, sich zu erkälten.

Wichtig:
Grundsätzlich sollte bei allen Übungselementen darauf geachtet werden, nicht in Hohlkreuzstellung zu fallen, was durch die Anspannung von Bauch- und Gesäßmuskulatur verhindert werden kann. Auch niemals Gelenke (beispielsweise das Ellbogen- oder Kniegelenk) ganz durchstrecken, also kein Gelenkanschlag!

Eine Trainingseinheit besteht aus folgenden Elementen:

→ Warm-up (langsames Gewöhnen an die kommende Belastung, der Puls steigt langsam an)
→ Hauptteil (intensives Training = Erreichen des Trainingspulses
→ Cool-down (Beruhigung des Pulses, Ausklang des Trainings)
→ Stretching

Basiselemente

a) Bein-Training

Übersicht über die Basiselemente für Beinbewegungen:

- Joggen
- Front-Kicks
- Side-Kicks
- Front-Kicks (tief)
- Hampelmann oder Jumping Jack
- Knee-up (nach vorne)
- Knee-up (zur Seite)
- Leg curl
- Schaukeln
- Pendeln
- Langlauf/Scheren
- Froschhüpfer
- Swivel/Drehhopser (geschlossen)
- Swivel (geöffnet)
- Stechschritt
- Oberschenkeldrehung nach außen

BE1 Joggen:

Hierbei wird im Wasser eine ganz normale Laufbewegung ausgeführt, wobei – wie beim richtigen Joggen – darauf geachtet werden
sollte, daß entsprechend zu dem gerade in der Luft befindlichen
Bein der Gegenarm vorne ist.
Effekte: gleichmäßige Belastung aller Muskelgruppen, Ausdauertraining.

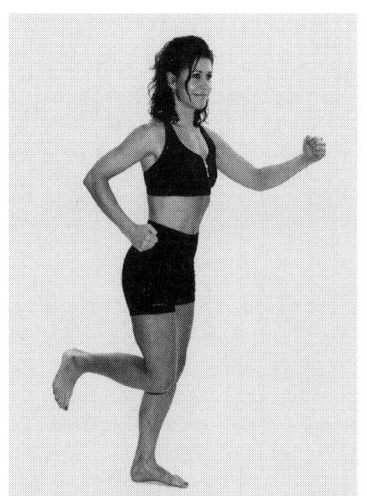 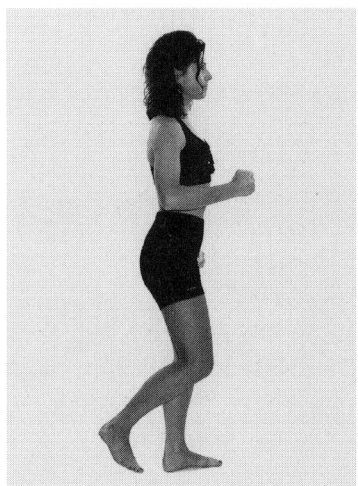

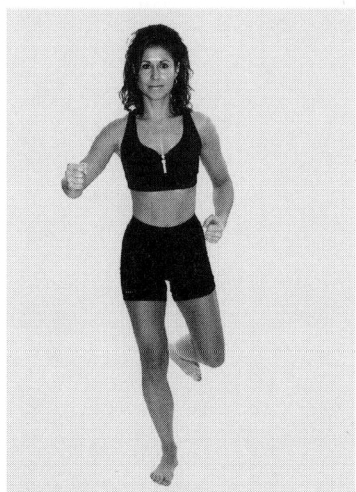

BE2 Front-Kicks:

Das Standbein ist nicht durchgestreckt, das Spielbein wird hinter dem Körper angewinkelt und schnellt dann nach vorne (so als ob man einen Ball wegkicken möchte), bis das Bein fast gestreckt ist. Der Fuß ist immer geflext (= angezogen), und die Bewegung erfolgt nur aus dem Knie heraus, d. h., der Oberschenkel bleibt ruhig. Die Arme gehen immer parallel mit dem Spielbein mit. Die Bauch- und Gesäßmuskeln sollten bei dieser Übung angespannt sein und der Oberkörper möglichst ruhig bleiben.

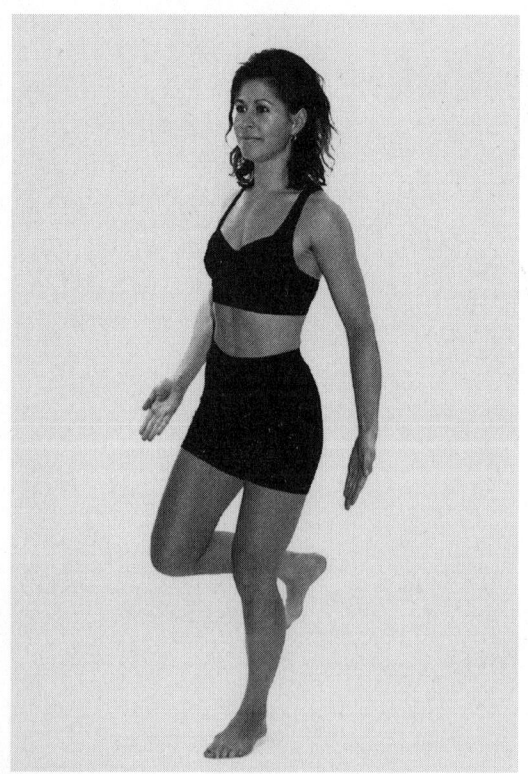

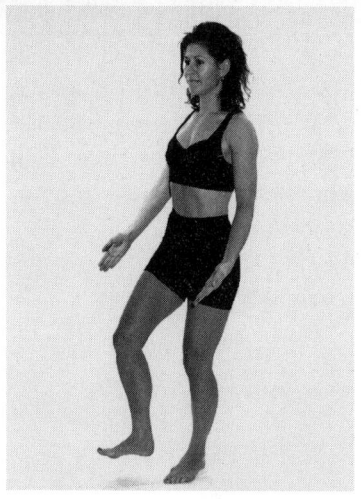

Wiederholung im Wechsel!

Effekt: Kräftigung der Ober-schenkelmuskulatur, Bauch- und Gesäßmuskulatur.

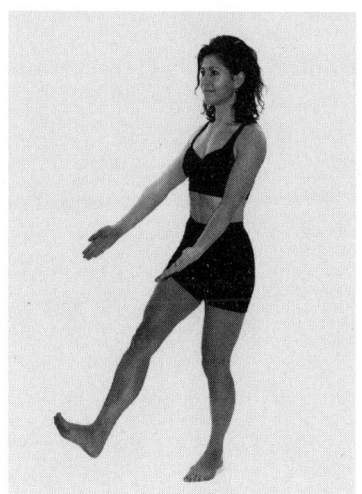

BE3 Side-Kicks:

Die Hände in die Hüften stemmen, das Spielbein wird leicht auswärts gedreht, d.h., das Knie sieht zur Seite. Dann die Bewegung wie bei den Front-Kicks, jedoch zur Seite ausführen. Auch hier ist der Fuß geflext, und der restliche Körper bleibt ruhig. Die Bauch- und Gesäßmuskulatur sollte angespannt sein.
Wiederholung im Wechsel!
Effekt: Kräftigung des inneren Oberschenkelmuskels, der Bauch- und Gesäßmuskulatur.

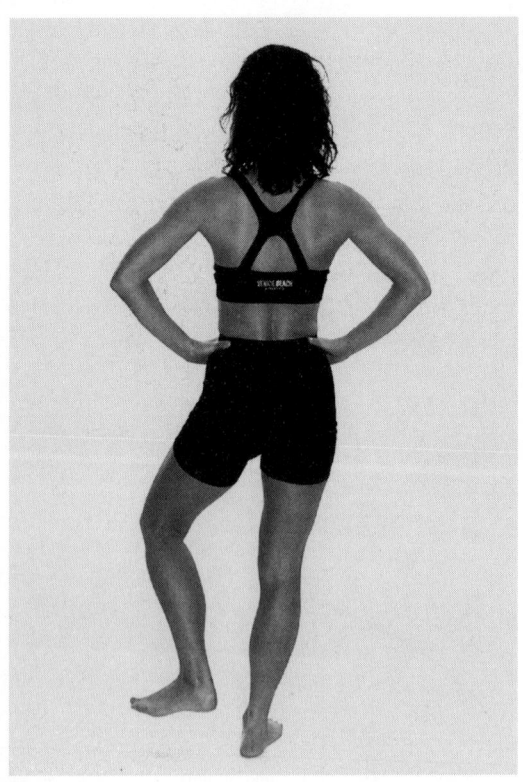

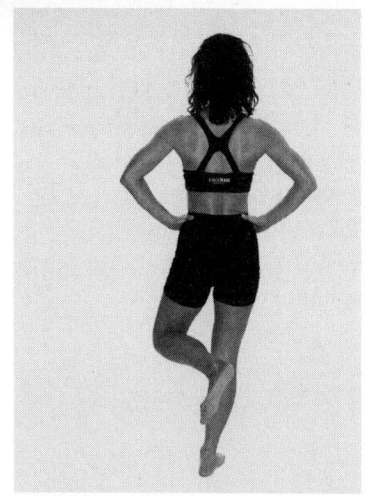 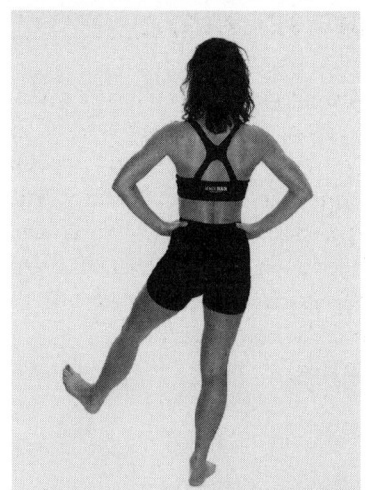

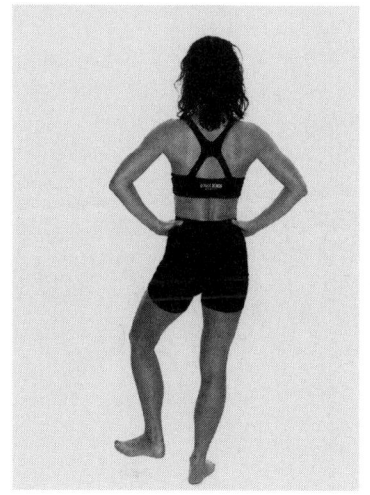 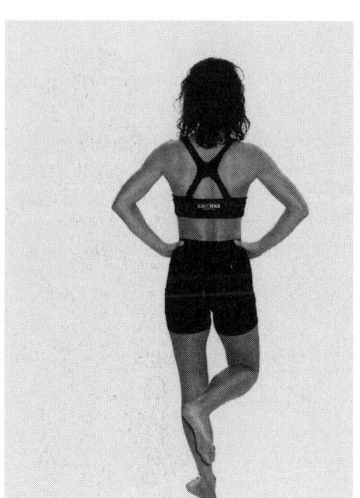

BE4 Front-Kicks, (tief):

Ausgangsposition: Beine leicht geöffnet, Knie gebeugt. Die Arme sind vor dem Körper ein wenig angewinkelt, die Hände machen eine Faust.

Aus dieser Grundstellung dann abwechselnd mit jedem Bein nach vorne kicken, wobei immer der Gegenarm mit nach vorne genommen wird. Es sollte darauf geachtet werden, die Knie immer gebeugt zu halten, das steigert den Trainingseffekt.

Wiederholung!

Effekt: Kräftigung der Beinmuskulatur, Förderung der Bein-Arm-Koordination.

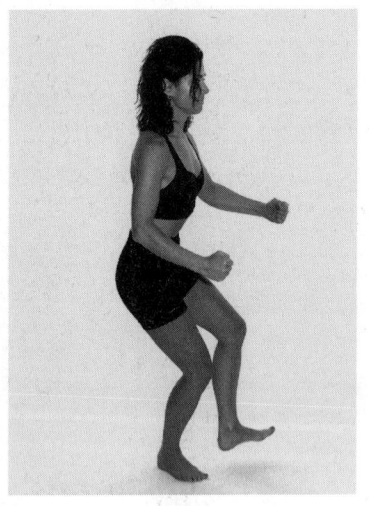 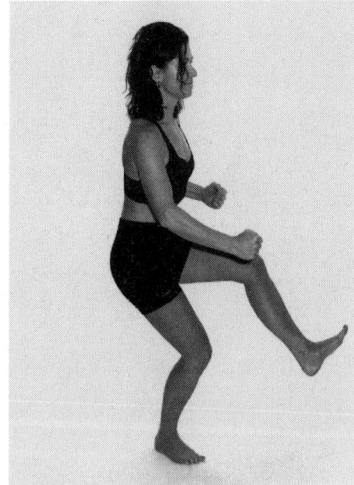

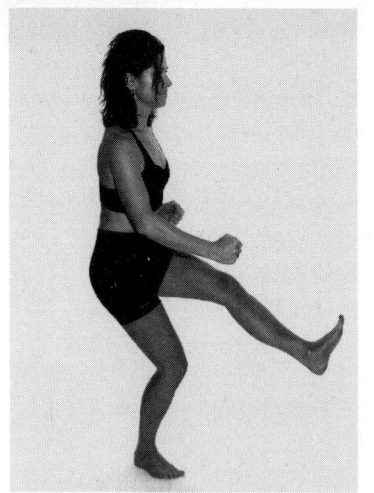 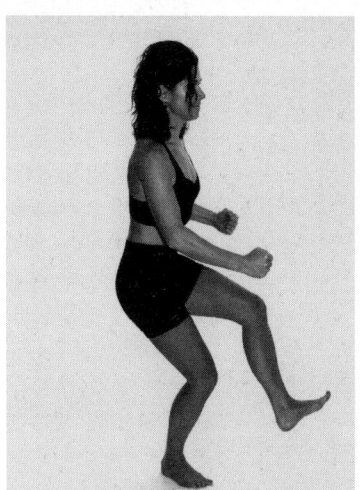

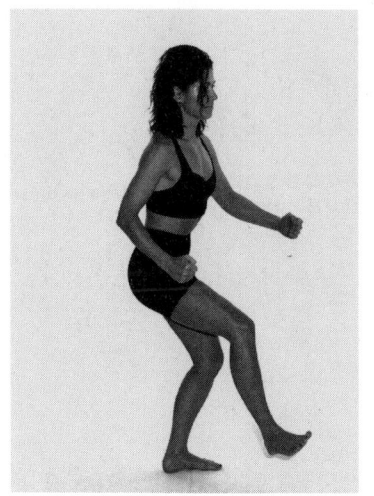 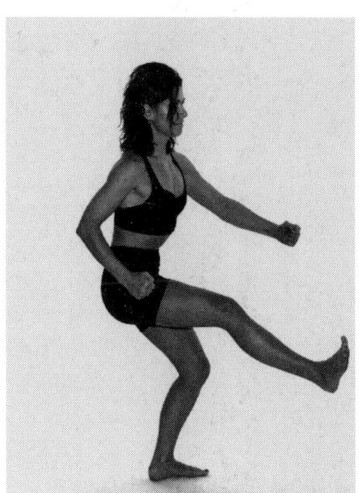

BE5 »Hampelmann« (oder Jumping Jack): _____

Ausgangsstellung: gerade hinstellen, Beine und Füße geschlossen, die Handinnenflächen zeigen nach außen.
Nun in die Grätsche springen und die Arme gleichzeitig nach außen drücken. Die Fußspitzen und die Knie zeigen nicht mehr nach vorne, sondern leicht nach außen. Wieder in die Ausgangsposition zurückspringen.

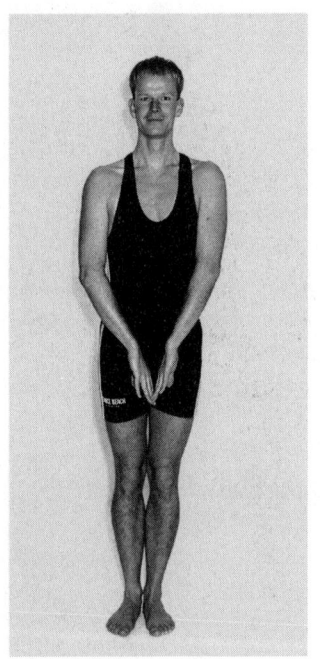 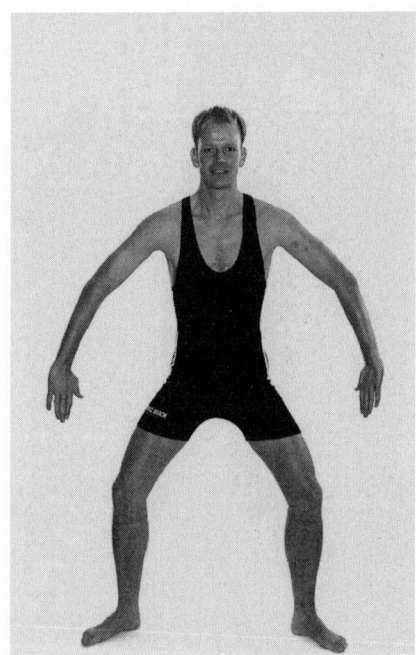

Wiederholung!
Effekt: Kräftigung der Arm- und Beinmuskulatur.

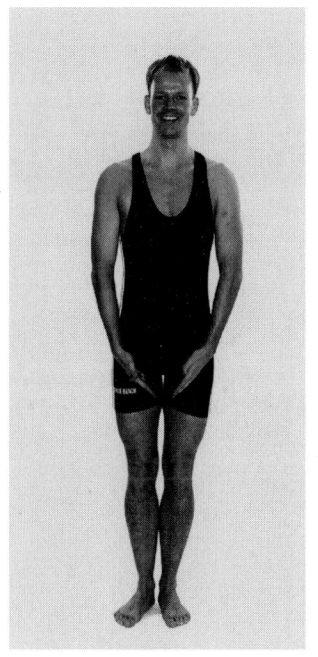 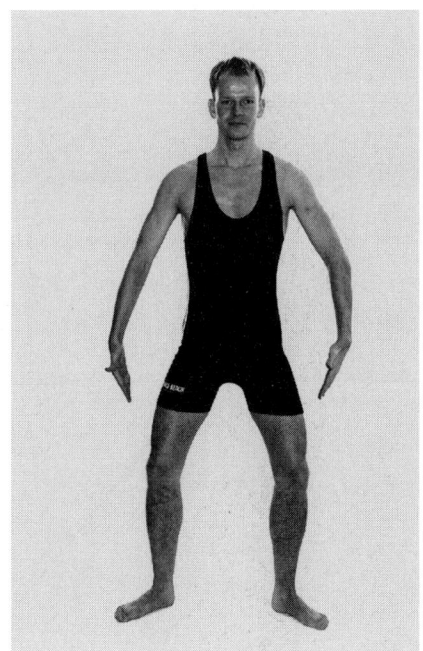

BE6 Knee-up (nach vorne): _____

Der Bewegungsablauf entspricht einer normalen Schrittbewegung im Stand, mit dem Unterschied, daß das Knie des jeweiligen Spielbeins möglichst weit nach oben gehoben wird.

Wichtig ist auch hier, darauf zu achten, daß der Gegenarm zum jeweiligen Spielbein vorne ist. Bauch- und Gesäßmuskeln sind fest angespannt, der Rücken ist gerade!

Wiederholung im Wechsel!

Effekt: Kräftigung des vorderen Oberschenkelmuskels und der Gesäßmuskulatur.

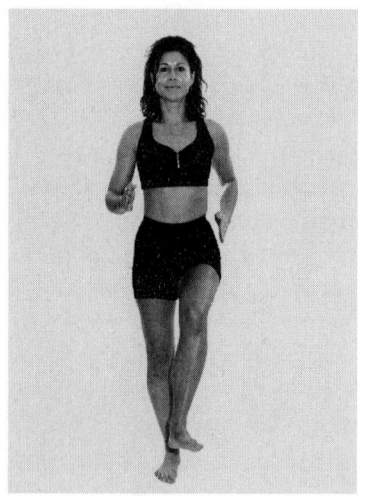 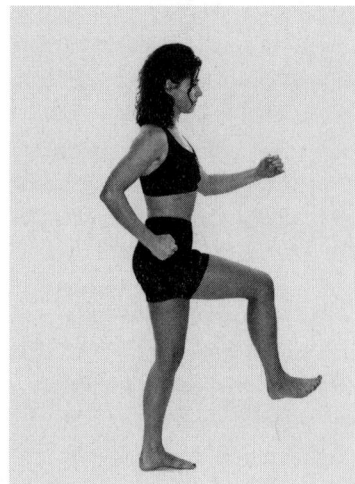

BE7 Knee-up (zur Seite): _____

Dies ist eine Variante zur vorhergehenden Übung: Die Knie werden
hierbei seitlich nach oben gehoben. Um die Verlagerung des Körpergewichts auszugleichen, wird der Gegenarm zum Spielbein hier seitlich gehoben.
Wiederholung im Wechsel!
Effekt: Kräftigung des vorderen und inneren Oberschenkelmuskels
und der Gesäßmuskulatur.

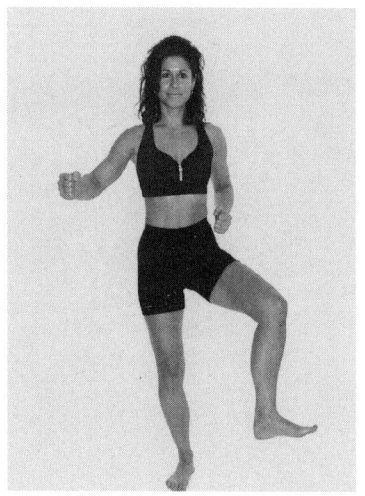 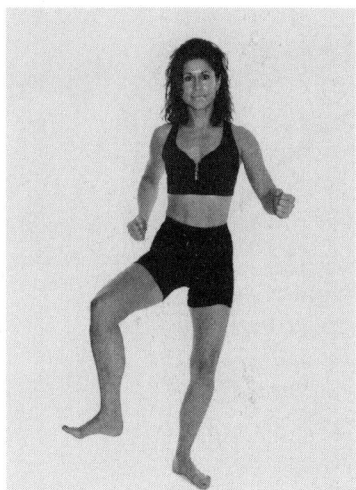

BE8 Leg curl:

Ausgangsstellung: Die Beine sind leicht geöffnet.
Das Spielbein wird hinter dem Körper im Knie gebeugt, so daß der
Unterschenkel ungefähr im rechten Winkel zum Oberschenkel ist.
Die Arme werden vor dem Körper gegengleich mitgeführt, d. h., sie
werden immer zur Seite des Standbeins geführt.
Wiederholung im Wechsel!
Effekt: Kräftigung der Oberschenkelmuskulatur.

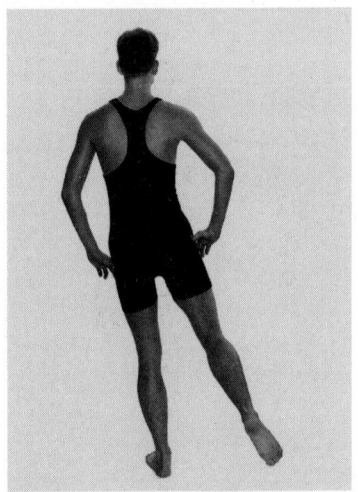 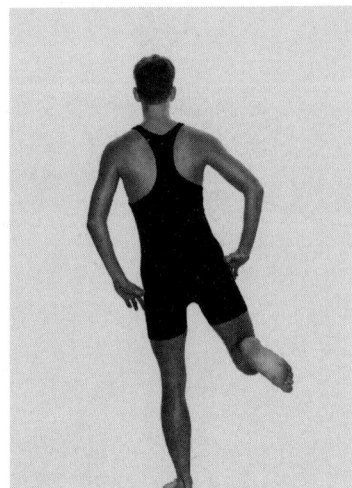

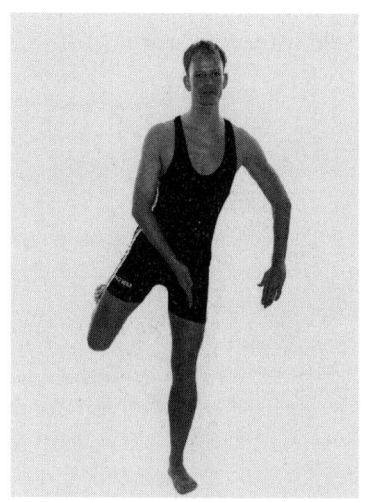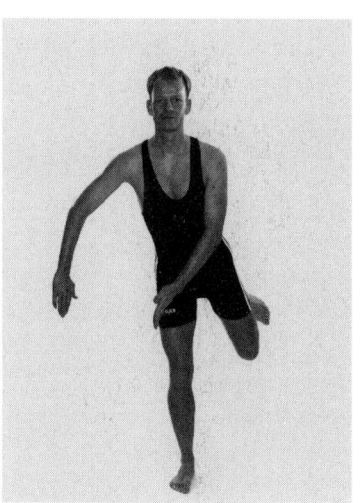

BE9 Schaukeln: _____

Ausgangsstellung: Beine leicht geöffnet, Hände in den Hüften.
Rechtes Bein vor dem Körper anheben, wobei der Oberkörper gerade bleibt und das Standbein nicht ganz durchgestreckt ist. Dann das Bein zurückführen, auf den Boden aufsetzen und das linke Bein hinter dem Körper anheben.
Wichtig ist, den Oberkörper während der Übung ruhig zu halten und das Körpergewicht immer auf dem nicht durchgestreckten Standbein zu belassen.
Wiederholung!
Effekt: Kräftigung der Oberschenkelmuskulatur, Förderung des Gleichgewichtsgefühls.

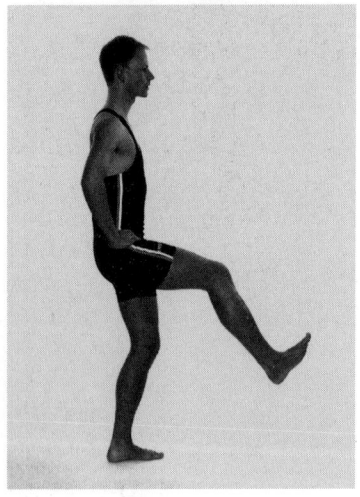 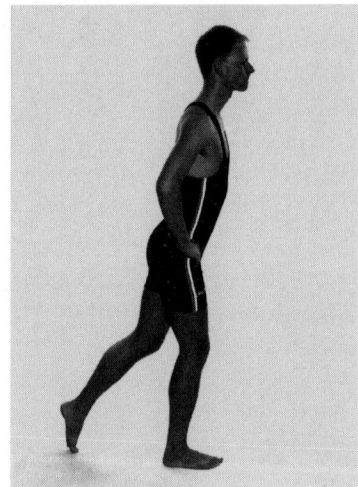

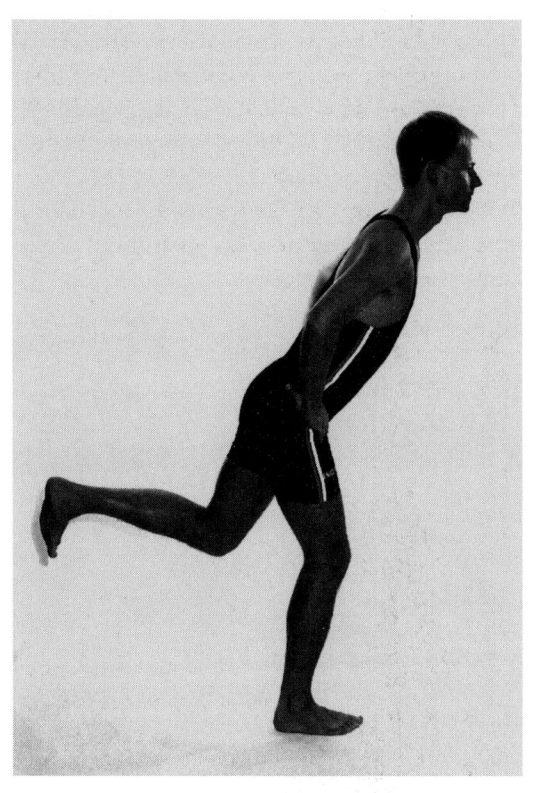

BE10 Pendeln:

Aus dem Stand linkes Bein anheben, der Fuß ist geflext. Gleichzeitig schwingen die Arme zur Gegenseite. Dann Bein und Arme zurückführen und nun rechtes Bein anheben, die Arme wieder zur Gegenseite schwingen. Die Beine sollten dabei nicht durchgestreckt sein. Das Körpergewicht bleibt in der Mitte.
Wiederholung!
Effekt: Förderung der Arm-Bein-Koordination und des Gleichgewichtsgefühls. Kräftigung des Oberschenkelinnenmuskels.

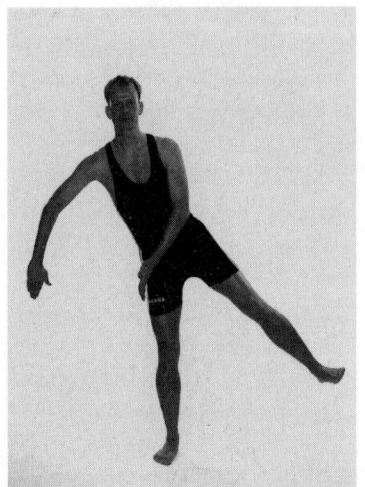 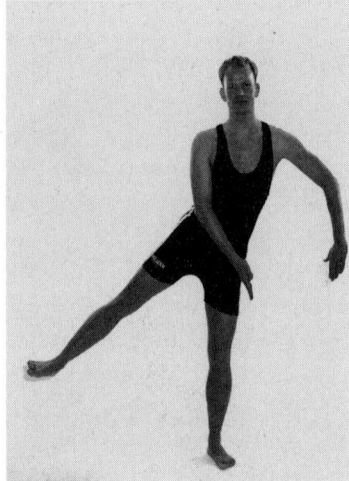

BE11 Langlauf/Scheren: _____

Sie stehen in der weit geöffneten Schrittstellung. Das hintere Bein ist nicht durchgestreckt, dessen Gegenarm verläuft parallel zum hinteren Bein und ist ebenfalls fast gestreckt, jedoch nicht durchgestreckt (kein Gelenkanschlag). Das vordere Bein ist im Knie leicht gebeugt, der Gegenarm ist im rechten Winkel zum Oberkörper. Dann immer im Sprung die Beine und Arme wechseln. Rechter und linker Fuß sollen immer gleichzeitig und mit der gesamten Fußsohle auf dem Boden landen und parallel zueinander stehen. Mit den Händen »bewußt« Wasser schaufeln.
Wiederholung!

Effekt: Die Übung eignet sich zur Verbesserung der Arm-Bein-Koordination und dient der gleichzeitigen Kräftigung von Arm- und Beinmuskulatur. Ideal auch im Winter als Vorbereitung für Skilanglauf.

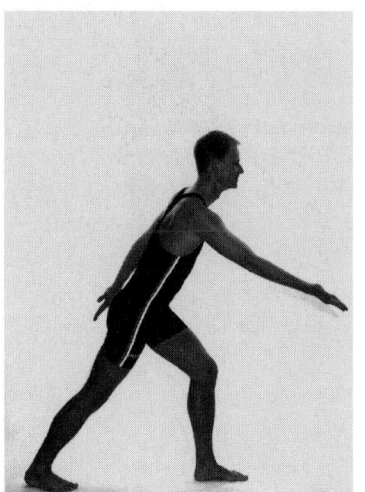 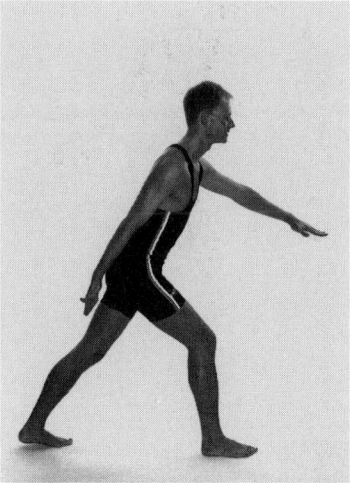

BE12 Froschhüpfer: _____

Ausgangsstellung: Die Beine sind gegrätscht, die Fußspitzen sehen diagonal nach außen, die Hände liegen aufeinander, die obere Hand hält die untere Hand fest, die Ellbogen sind angewinkelt.

Im Sprung die Arme nach unten strecken und gleichzeitig die Knie so weit wie möglich nach oben ziehen. Beim Landen dann wieder in die Ausgangsstellung zurückkehren.

Bei dieser Übung unbedingt auf eine »sanfte Landung« achten. Also: mit leicht gebeugten (auf keinen Fall durchgestreckten) Knien landen und die Füße sanft abrollen.

Wiederholung!

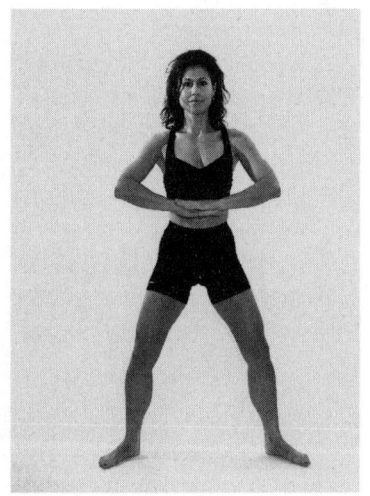 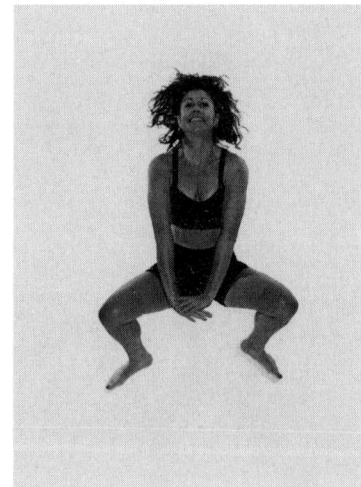

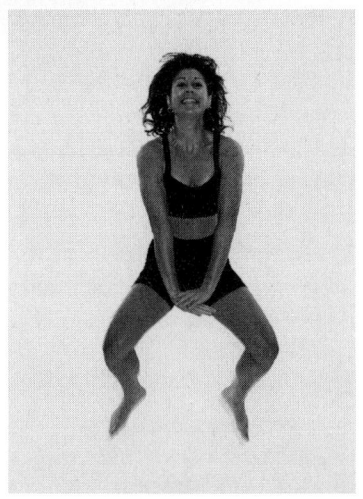

Effekt: Kräftigung der Oberschenkel- und auch der geraden Bauchmuskulatur, intensive Massagewirkung des Wassers, gutes Sprungkrafttraining.

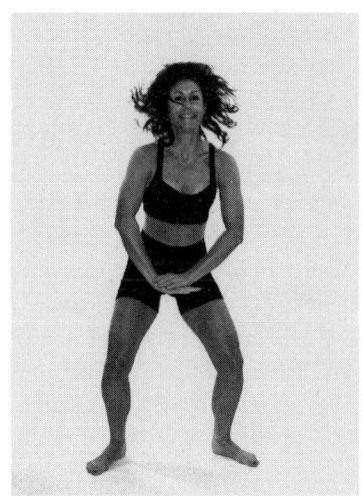

BE13 Swivel/Drehhopser (geschlossen): _____

Ausgangsposition: Aufrechter Stand, Füße geschlossen, Knie gebeugt. Aus der Ausgangsposition sollte der Körper im Sprung zur Seite gedreht werden (d. h., Füße und Beine drehen nach rechts bzw.
links), und die Arme werden gleichzeitig zur anderen Seite geführt.
Wichtig ist, daß Kopf und Oberkörper jedoch weiterhin soweit wie
möglich frontal ausgerichtet sind. Dann immer im Wechsel springen.

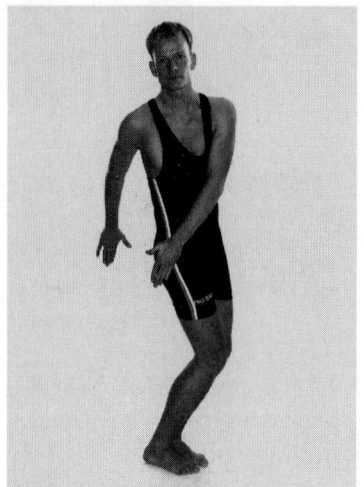

Nicht vergessen, die Arme immer
gegengleich mitzuführen.
Wiederholung!

Effekt: Förderung des Gleichgewichtsgefühls, Kräftigung der
Fuß- und Unterschenkelmuskulatur.

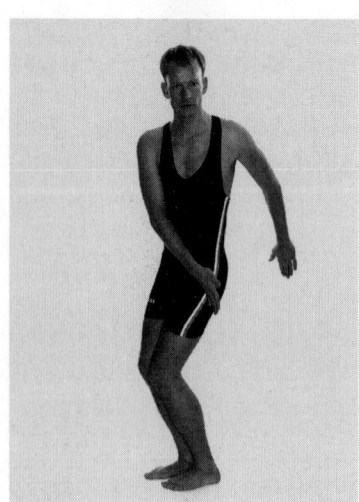

BE14 Swivel (geöffnet):

Ausgangsstellung: Beine in Grätschstellung, Fußspitzen zeigen nach außen, Arme sind neben dem Körper.

Nun werden wie beim geschlossenen Swivel Füße und Beine im Sprung zur Seite gedreht. Kopf und Oberkörper sollten soweit wie möglich frontal ausgerichtet bleiben. Die Fußspitzen zeigen immer in die Richtung, in die gesprungen wird. Die Füße stehen parallel zueinander.

Wiederholung!

Effekt: Wie beim geschlossenen Swivel Förderung des Gleichgewichtsgefühls und Kräftigung der Fuß- und Unterschenkelmuskulatur und zusätzlich Kräftigung der Oberschenkel- und Gesäßmuskulatur.

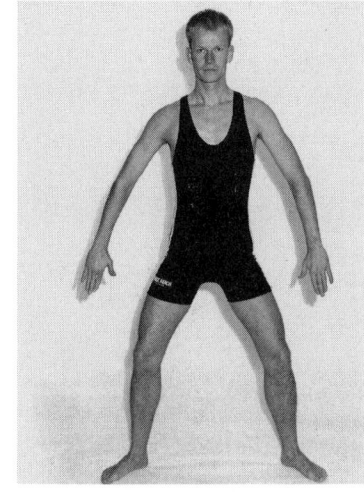

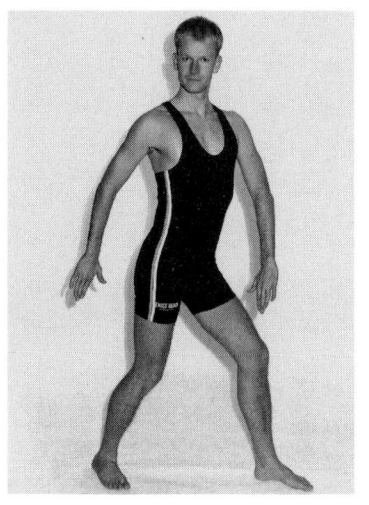

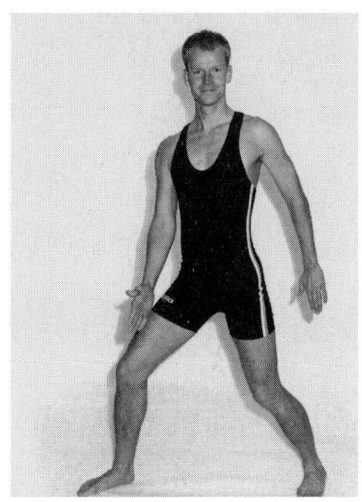

Beide Beine sind bei dieser Übung gestreckt (jedoch nicht durchgestreckt!). Das Spielbein wird nach oben geführt, gleichzeitig geht auch der Gegenarm nach vorne. Spielbein und Gegenarm werden kraftvoll wieder zurückgeführt. Der Fuß des jeweiligen Spielbeins ist immer geflext. Der Oberkörper bleibt so ruhig wie möglich.
Das Bein sollte nur so weit nach oben geführt werden, daß der

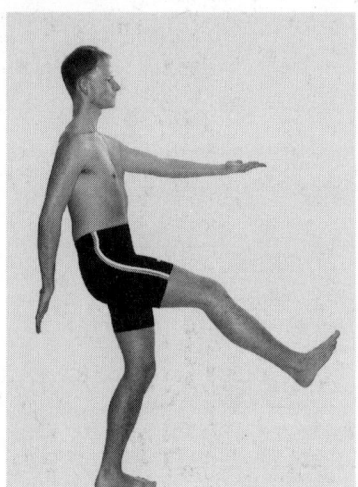

Rücken gerade gehalten werden kann. Wichtig ist auch, dabei immer die Gesäßmuskulatur und die Bauchmuskeln anzuspannen, da dies einen »krummen Rücken« verhindert.

Wiederholung im Wechsel!

Effekt: Gleichgewichtstraining, Förderung der Arm-Bein-Koordination.

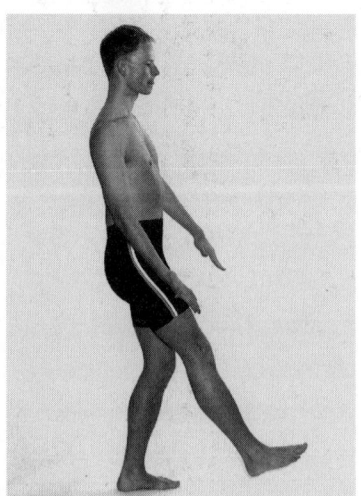
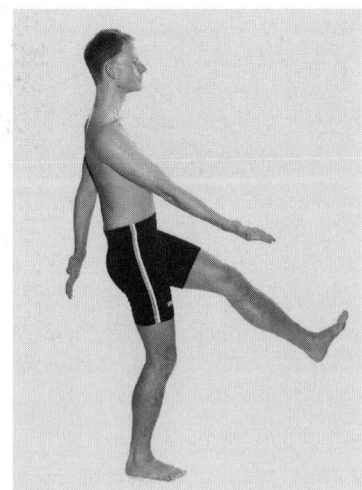

BE16 Oberschenkeldrehung nach außen: _____

Das Knie wird nach vorne oben angehoben und dann das Bein nach außen und innen gedreht. Dabei werden beide Arme zur anderen Seite des Körpers geführt, um das Gleichgewicht zu halten. Entweder Beinwechsel oder die Übung isoliert pro Bein ausführen. Wiederholung!
Effekt: Kräftigung der Oberschenkel- und Gesäßmuskulatur.

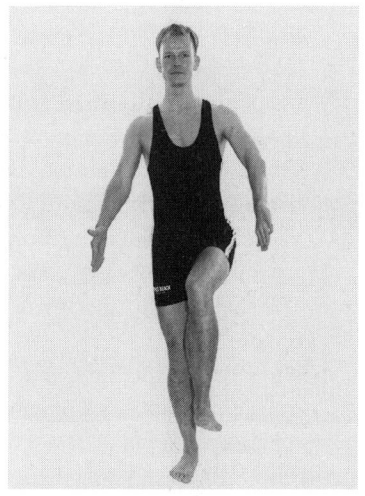

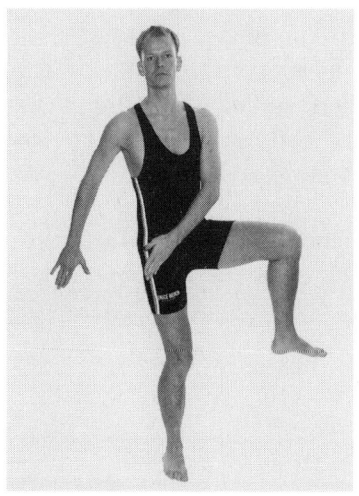
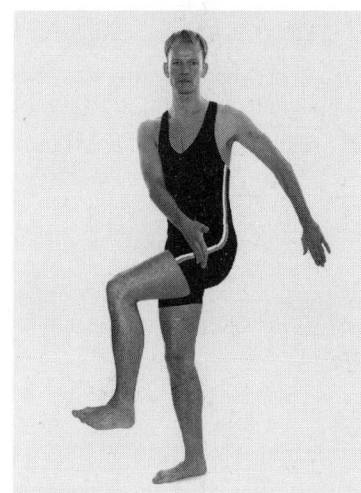

Variationen der Basiselemente

a) Bein-Training

1. Basiselemente können einzeln durchgeführt werden oder miteinander kombiniert werden.
2. Basiselemente können in unterschiedlichen Ebenen je nach Wassertiefe ausgeführt werden:
   - Normal: Bei dieser Bewegung bleibt immer ein Fuß am Boden (ohne Sprünge = Flugphase, Flachwasser und Tiefwasser).
   - Gesprungen: Die Bewegung wird gesprungen ausgeführt, d. h., beide Füße verlassen den Boden kurzfristig (nur Tiefwasser).
   - Schwebend: Die gesamte Bewegung wird gänzlich ohne Bodenkontakt ausgeführt (nur Tiefwasser).
3. Körper hoch oder tief: also aufrecht stehend oder mit leicht gebeugten Knien (verringert bzw. vergrößert den Wasserwiderstand – Wasserwirkung wird verstärkt).
4. Handstellung:
   - Wird die flache Hand parallel zur Bewegungsrichtung geführt, »schneidet« sie das Wasser wie ein Messer. Der Widerstand ist am geringsten.
   - Bildet die Hand eine Faust, erhöht dies den Wasserwiderstand (»fausten«).
   - Wird die flache Hand senkrecht zur Bewegungsrichtung geführt, »drückt« sie das Wasser weg. Sie haben das Wasser sozusagen immer in der Hand. Die Handinnenfläche zeigt in Bewegungsrichtung. Die Handgelenke sind fest und weichen dem Wasser nicht aus. Die Finger bleiben eng zusammen. Der Widerstand ist am größten.
5. Ebenso sind unterschiedliche Tempovarianten (im Takt zu rhythmischer Musik oder in eigener Geschwindigkeit, Hauptsache: korrekt!) möglich.

b) Arm-Training

Im folgenden werden die hier aufgezählten Basiselemente für die
Arme erläutert:

- Schultern/Oberarme
- Seitheben mit angewinkelten Ellbogengelenken
- Seitheben
- Hinter dem Rücken klatschen
- Klatschen
- Wasserschieben
- Seitdrücken
- Frontdrücken
- Wasserschaufeln
- Bizeps

A1 Schultern/Oberarme:

Die Beine sind zum besseren Stand leicht geöffnet. Die Arme sind seitlich hinter dem Körper, die Handinnenflächen zeigen nach hinten. Die Arme werden dann hinter dem Körper so weit wie möglich nach oben geführt; am höchsten Punkt werden dann die Handinnenflächen nach vorne gewandt und die Arme zurück neben den Körper geführt.
Wiederholung!
Effekt: Kräftigung der Armmuskulatur und des Schulterbereichs.

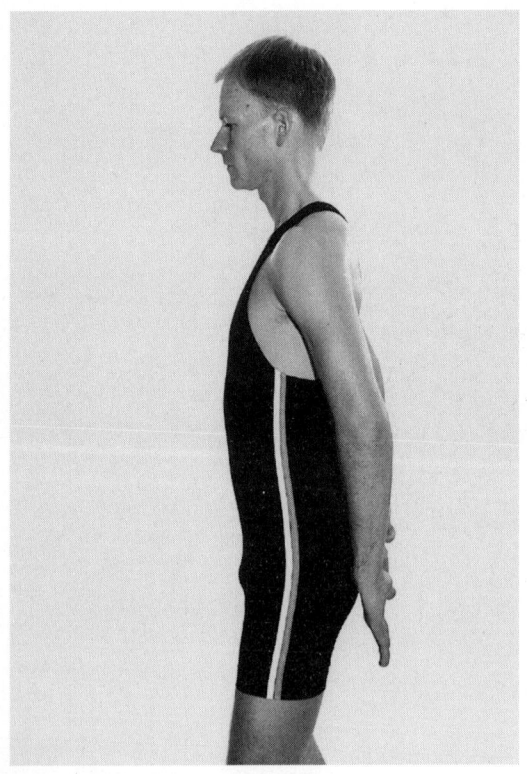

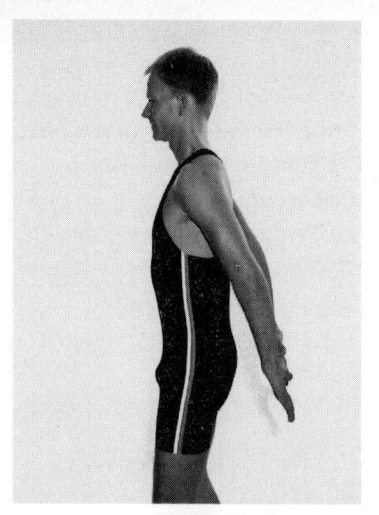

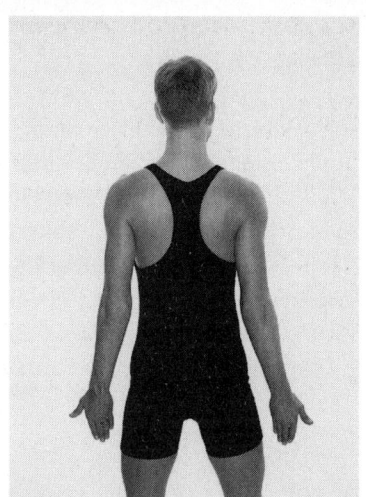

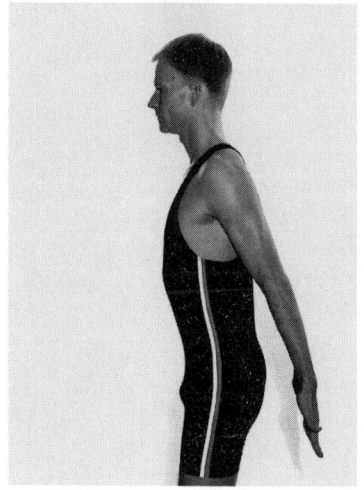

A2 Seitheben mit angewinkelten Ellbogengelenken: _____

Auf festen Stand achten, am besten die Beine in leichte Grätschstellung bringen. Die Ellbogen werden im rechten Winkel gebeugt. Die Handgelenke sind fest, die Handinnenflächen »sehen sich an«. Die Arme werden so weit gehalten, bis sie fast auf Schulterhöhe sind, dann die Arme wieder zurück neben den Körper führen. Wichtig ist, daß Sie die Schultern bei dieser Übung nicht hochziehen!
Wiederholung, Tempovariation!
Effekt: Kräftigung der Arm- und Schultermuskulatur.

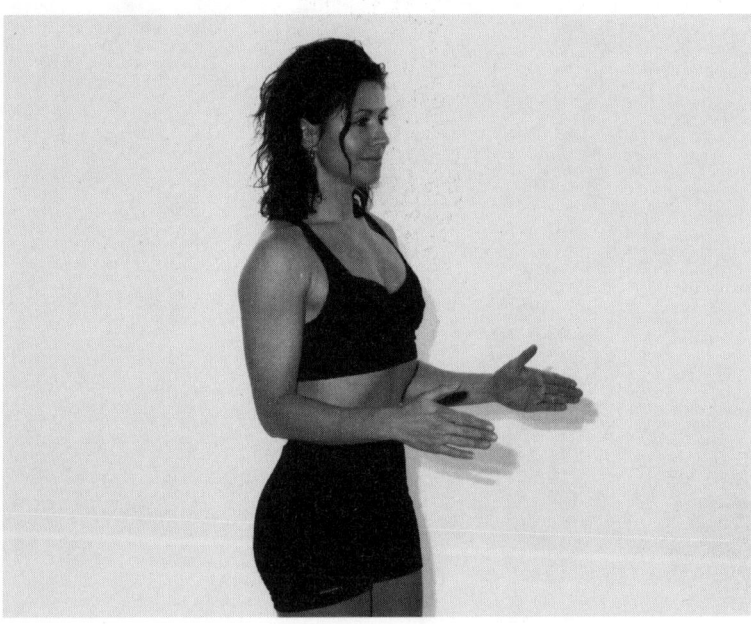

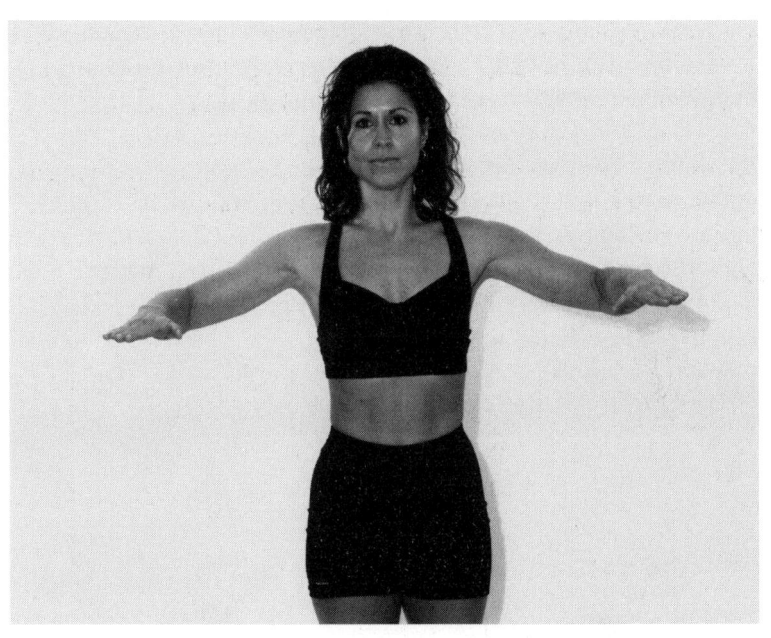

A3 Seitheben:

Erschwernis der vorangegangenen Übung »Seitheben« mit gestreckten (nicht durchgestreckten!) Armen (Anmerkung: Ellbogengelenk
immer leicht gebeugt!). Grundstellung: Arme herunterhängend,
Handflächen nach außen, Ellbogengelenk gestreckt, Handgelenke
fest.

Bei dieser Übung wird das Wasser mit den Handinnenflächen nach
außen geschaufelt. Die Arme werden zur Seite geführt, bis ca. ein 45°-
Winkel erreicht ist. Dann werden die Handinnenflächen nach innen
gedreht und die Arme zurück vor den Körper geführt. Auch hier gilt:
Schultern auf keinen Fall hochziehen!

Wiederholung, Tempovariation!

Effekt: Kräftigung der Arm- und Schultermuskulatur.

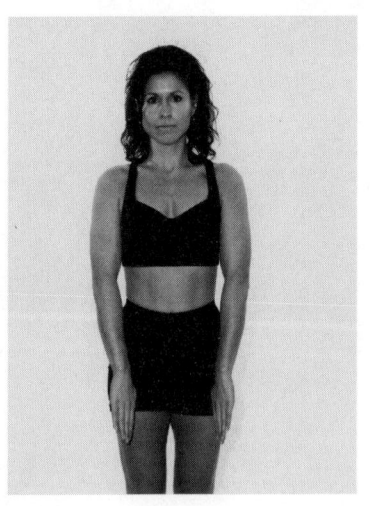 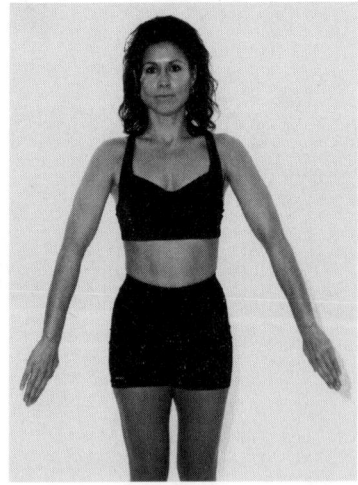

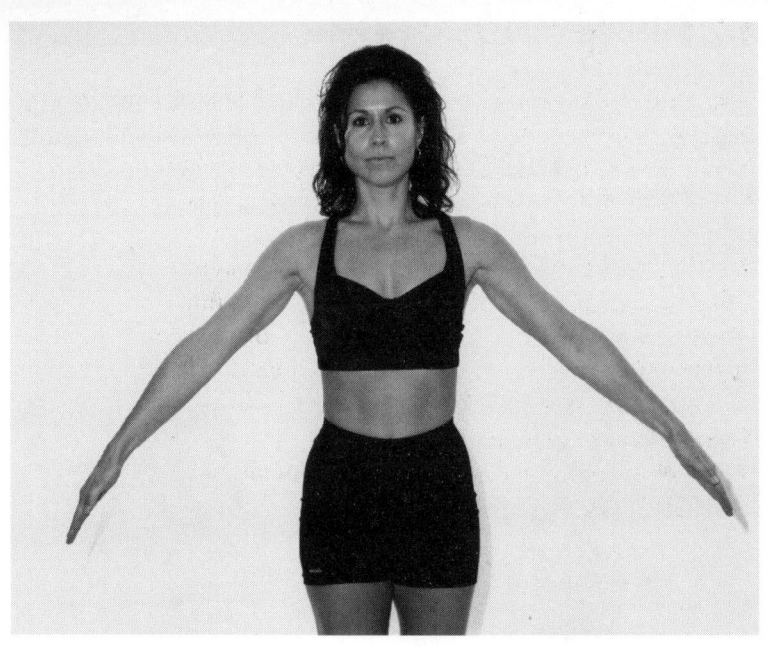

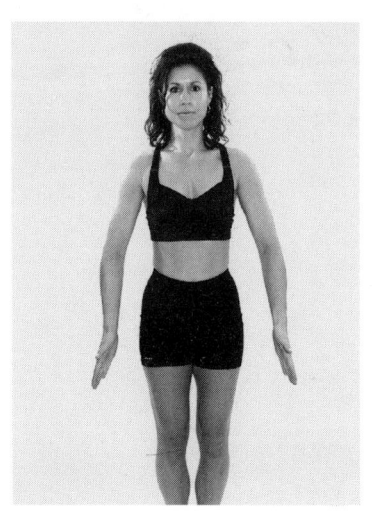

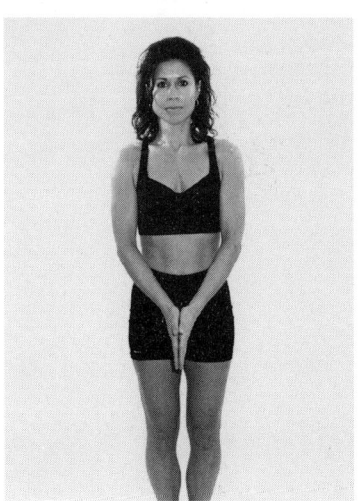

A4 Hinter dem Rücken klatschen: _____

Die Arme werden möglichst weit hinter den Rücken geführt, die Handinnenflächen zeigen zueinander. Dann mit den Handinnenflächen hinter dem Rücken klatschen.
Wiederholung!
Effekt: Kräftigung der Schultermuskulatur.

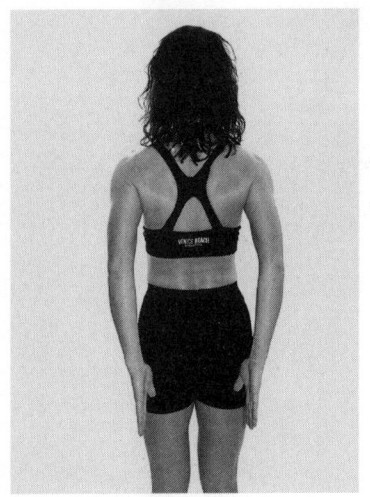 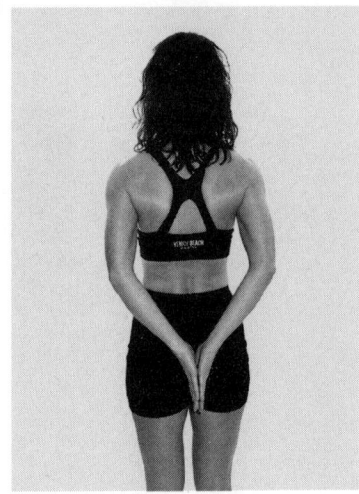

A5 Klatschen:

Arme vor der Brust gestreckt (nicht durchgestreckt!), Handgelenke fest, Finger geschlossen. Kleine kurze Klatschbewegungen ausführen.
Wiederholung!
Effekt: Kräftigung der Brustmuskulatur.

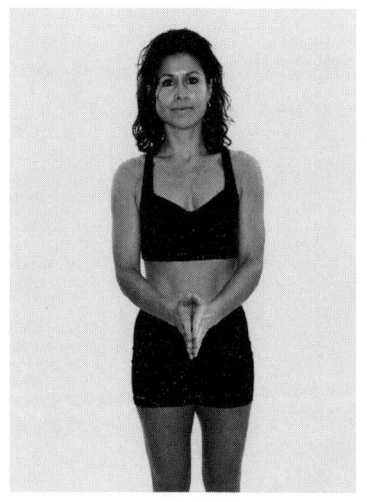 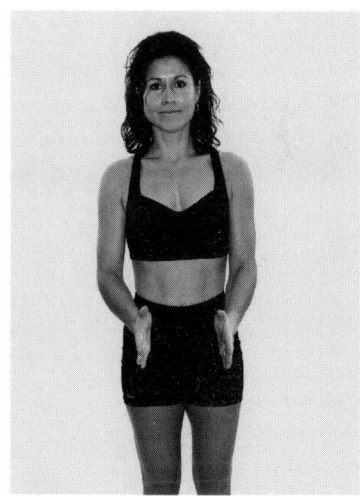

A6 Wasserschieben: _____

Ausgangsstellung: normaler Stand, Beine leicht geöffnet, um das Gleichgewicht besser halten zu können und somit mit den Armen intensiver arbeiten zu können.

Die Arme werden nun an den Körper herangezogen, wobei die Handflächen senkrecht stehen und nach vorne zeigen, um den Wasserwiderstand bei der Übung zu erhöhen. Dann werden die Arme gegen den Wasserwiderstand nach vorne geschoben, bis die Ellbogen gerade sind (kein Gelenkanschlag!). Dann wieder kraftvoll an den Körper herangezogen.

Wichtig ist bei dieser Übung, daß man sehr bewußt den Wasserwiderstand wahrnimmt und entsprechend intensiv dagegen arbeitet.

Wiederholung, Tempovariation!

Effekt: Kräftigung der Brust- und Armmuskulatur.

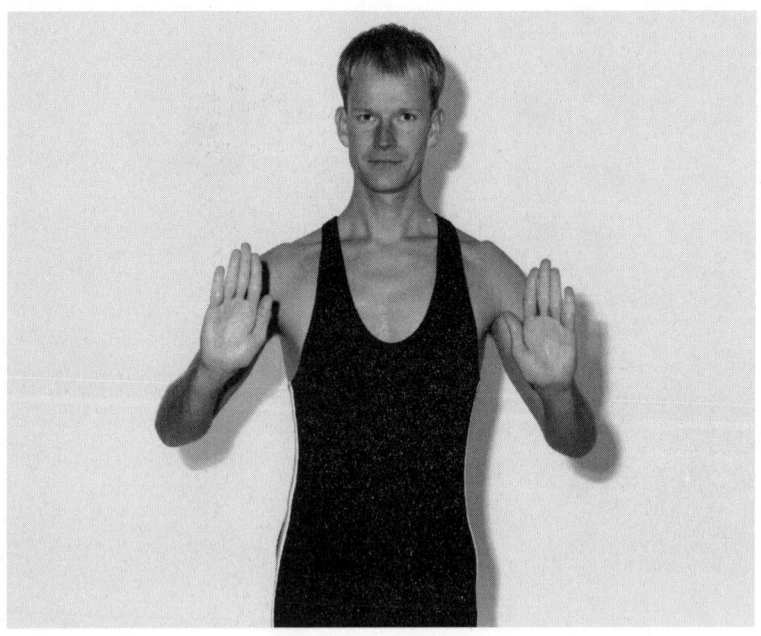

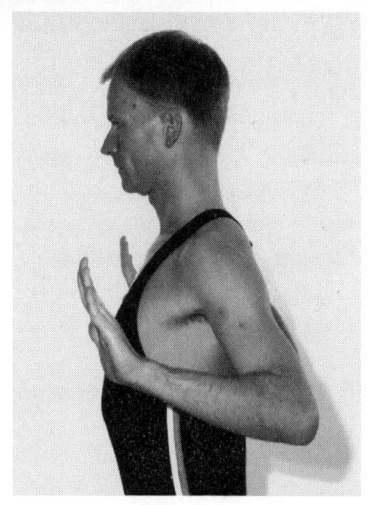
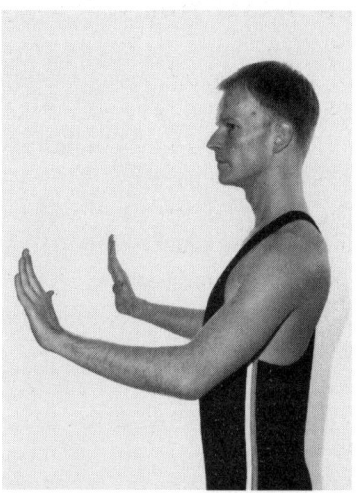
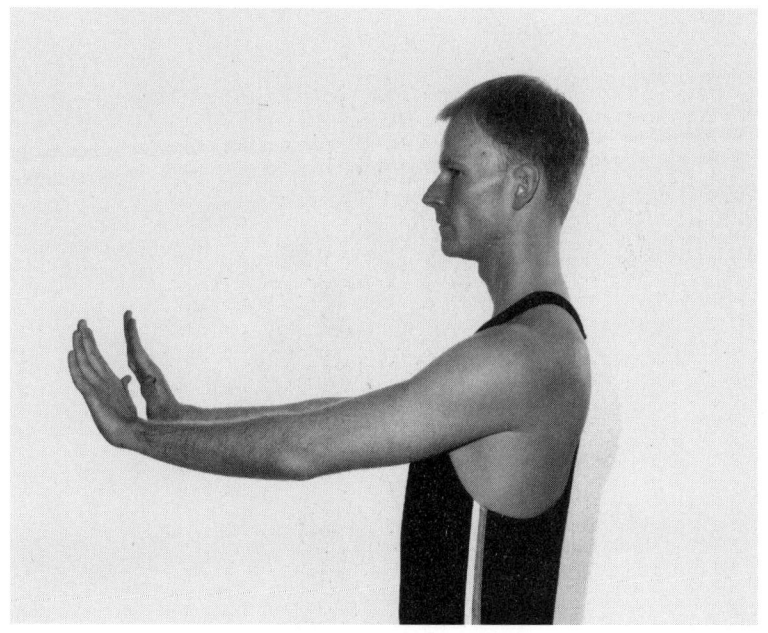

A7 Seitdrücken: _____

Dies ist eine Variation der Übung »Wasserschieben«.

Ausgangsstellung: normaler Stand, die Beine sind leicht geöffnet, um das Gleichgewicht besser halten und so mit den Armen intensiver arbeiten zu können.

Die Handinnenflächen zeigen nach außen und stehen senkrecht. Nun werden die Arme an den Körper herangeführt, bis die Oberarme ganz am Oberkörper anliegen, dann die Arme wieder vom Körper wegschieben. Die Ellbogen sollten nicht ganz durchgestreckt sein.

Auch hier ist es wieder wichtig, bewußt gegen den Wasserwiderstand zu arbeiten.

Wiederholung, Tempovariation!

Effekt: Kräftigung der Arm- und Schultermuskulatur.

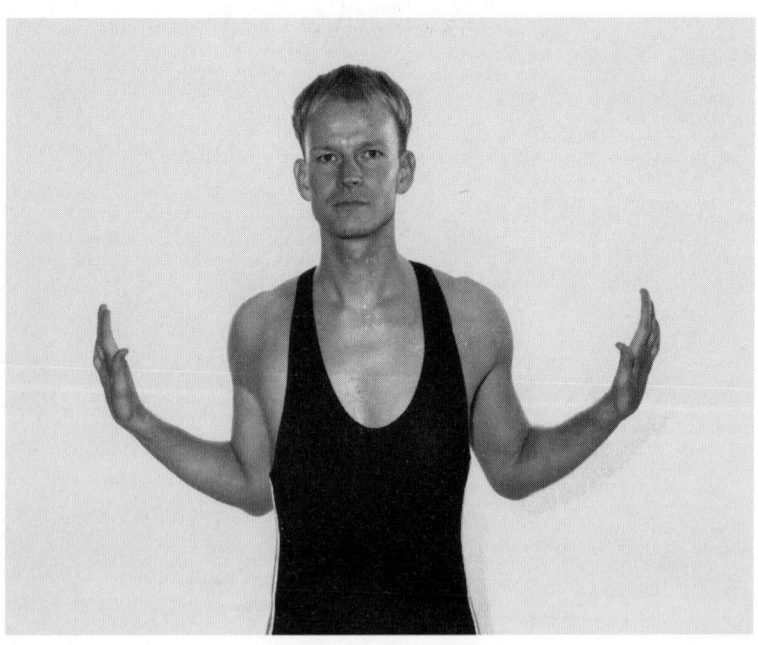

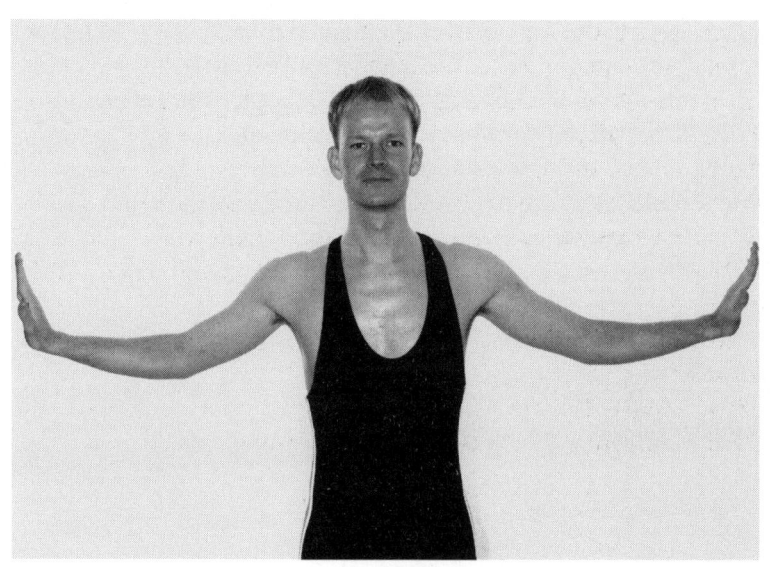

A8 Frontdrücken: _____

Ausgangsstellung: leichte Schrittstellung, die Arme sind parallel zum Körper, die Handinnenflächen nach vorne gekehrt.

Die Arme werden bis ungefähr Brusthöhe nach oben geführt, dann gedreht, so daß die Handinnenflächen zum Boden zeigen, und wieder parallel zum Körper zurückgeführt.

Wiederholung!

Effekt: Kräftigung der Arm- und Schultermuskulatur.

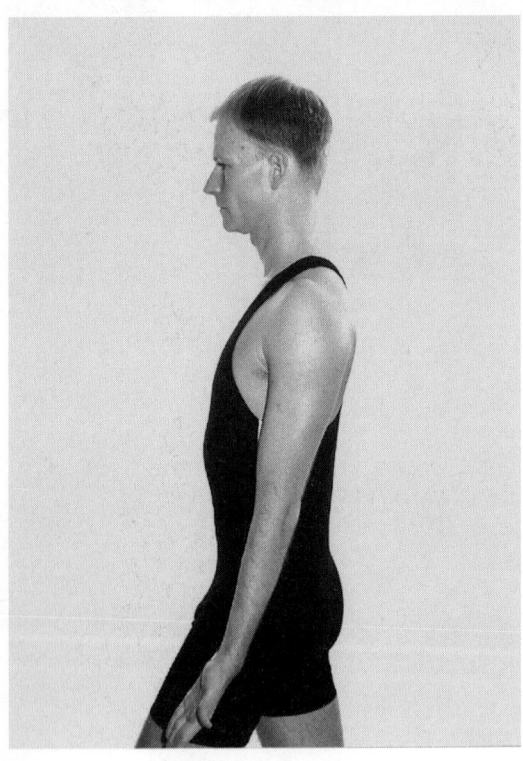

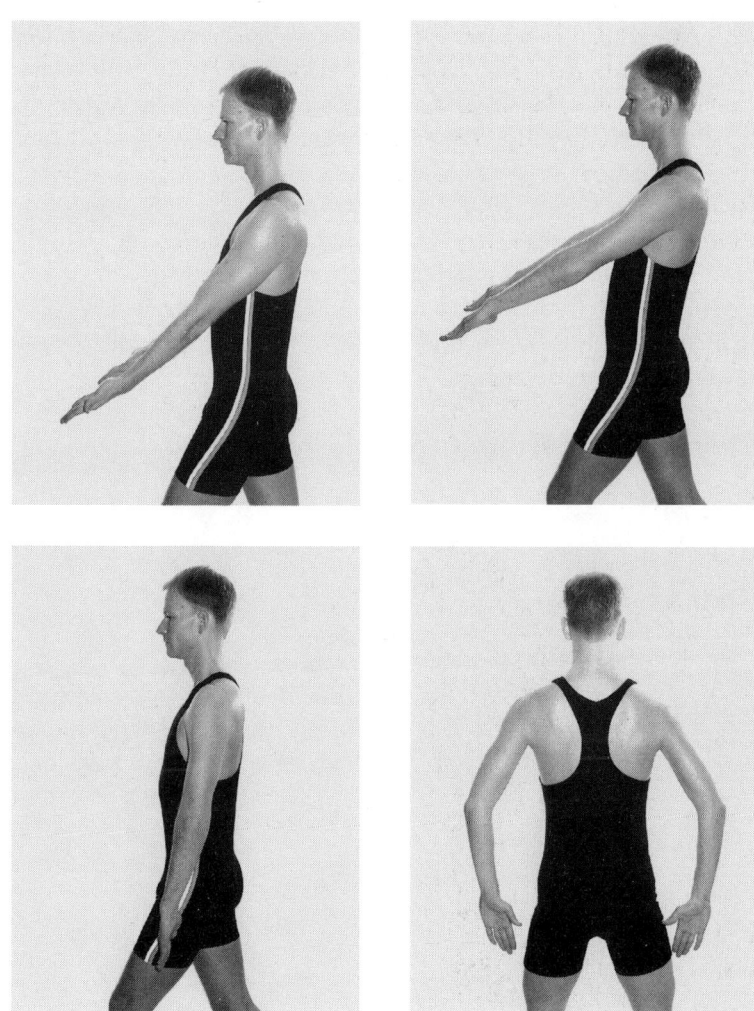

A9 Wasserschaufeln:

Die Beine sind für den besseren Stand wieder leicht geöffnet. Die Arme sind vor dem Körper ausgestreckt (jedoch nicht durchgestreckt!), die Handinnenflächen berühren sich vor dem Körper in Brusthöhe. Nun werden die Arme langsam zur Seite geführt und gleichzeitig die Handinnenflächen nach außen gedreht, so daß der »Schaufeleffekt« entsteht. Die Arme werden so weit zur Seite geführt, bis Arme und Schulter eine Linie bilden. Dann werden die Handinnenflächen wieder nach innen gedreht und die Arme wieder vor den Körper geführt, bis sich die Handinnenflächen berühren. Schultern nicht hochziehen. Bauch und Gesäß anspannen, um im Rücken möglichst gerade zu bleiben.
Wiederholung!
Effekt: Kräftigung der Schulter- und Nackenmuskulatur.

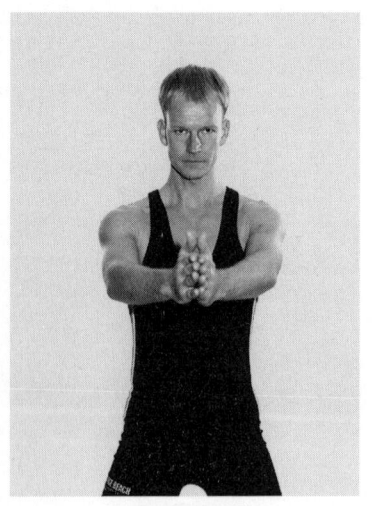 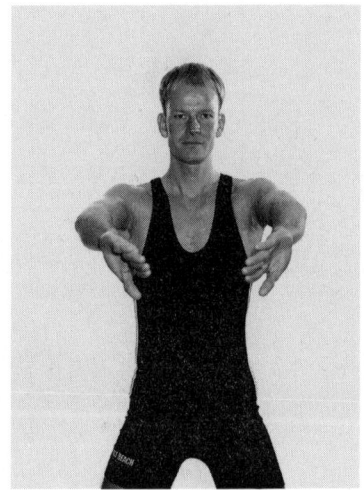

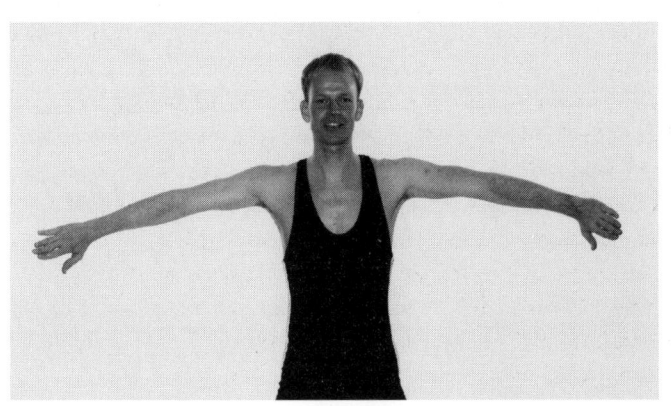

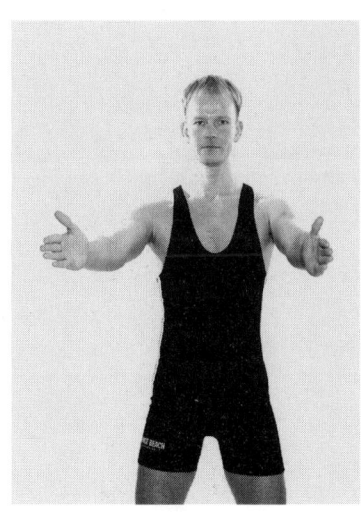

A10 Bizeps:

Die Beine sind in den Knien leicht gebeugt. Die Oberarme liegen fest am Oberkörper an, die Ellbogen sind angewinkelt, die Handinnenflächen zeigen nach unten. Nun die Unterarme mit festen Handgelenken nach unten drücken, bis das Ellbogengelenk fast gestreckt ist. Die Handflächen drehen und die Unterarme wieder nach oben bewegen, bis die Ellbogengelenke angewinkelt sind. Die Schultern dabei nicht hochziehen, den Rücken gerade halten, den Bauch fest angespannt.
Wiederholung!
Effekt: Kräftigung der Armmuskulatur.

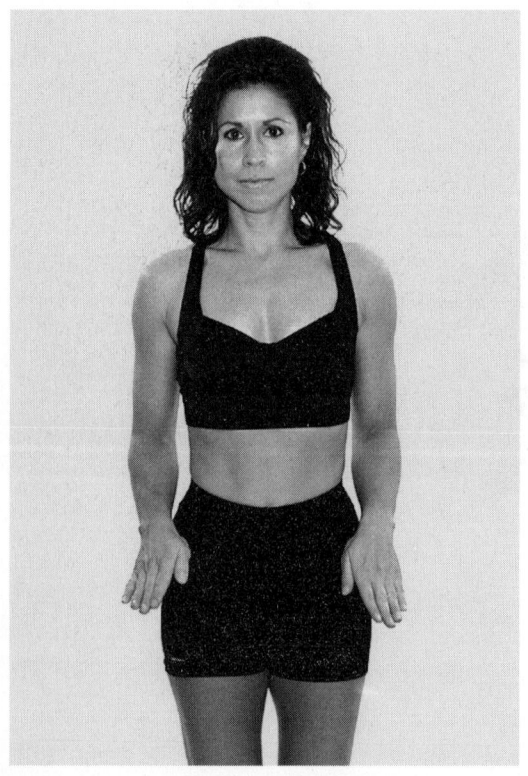

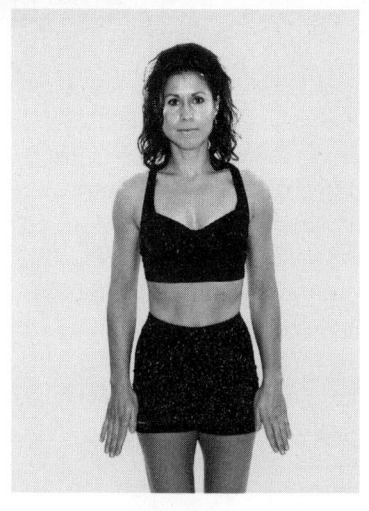
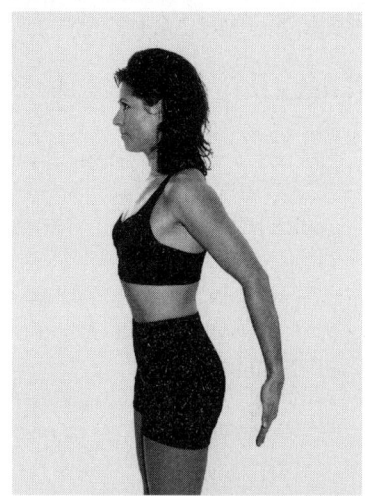
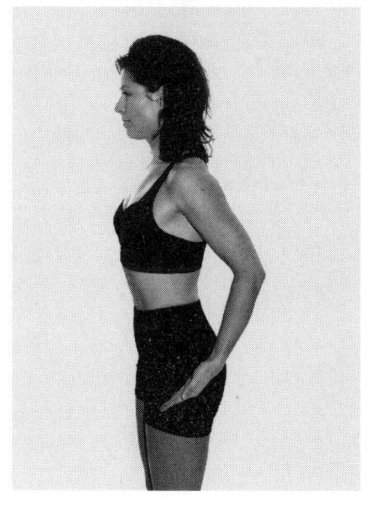
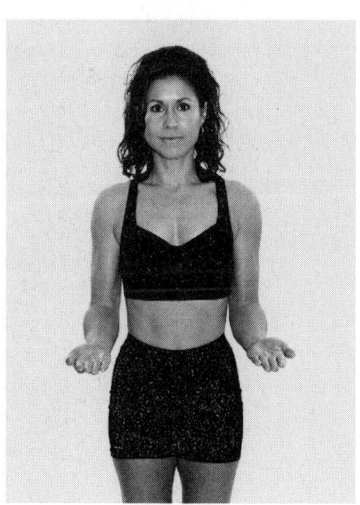

Variationen der Basiselemente (Arm-Training)

1. Basiselemente können einzeln durchgeführt oder miteinander kombiniert werden.
2. Körper hoch oder tief: also aufrecht stehend oder mit leicht gebeugten Knien (verringert bzw. vergrößert den Wasserwiderstand – Wasserwirkung wird verstärkt).
3. Handstellung:
   - Wird die flache Hand parallel zur Bewegungsrichtung geführt, »schneidet« sie das Wasser wie ein Messer, und der Widerstand ist am geringsten.
   - Bildet die Hand eine Faust, erhöht dies den Wasserwiderstand (»fausten«).
   - Wird die flache Hand senkrecht zur Bewegungsrichtung geführt, »drückt« sie das Wasser weg, Sie haben das Wasser sozusagen immer in der Hand. Die Handinnenfläche zeigt in Bewegungsrichtung. Die Handgelenke sind fest und weichen dem Wasser nicht aus. Die Finger bleiben eng zusammen. Der Widerstand ist am größten.
4. Ebenso sind unterschiedliche Tempovarianten (im Takt zu rhythmischer Musik oder in eigener Geschwindigkeit, Hauptsache: korrekt!) möglich.

Kombielemente

Übersicht der Kombielemente:

- Side-Kick mit Armen
- Offener Sprung aus Jumping Jack
- Geschlossener Sprung aus Jumping Jack
- Knee-up mit Armen
- Seitschaukeln mit Armen
- Stechschritt mit gegengleichen Armen
- Schuhplattler

K1 Side-Kick mit Armen:

Der Bewegungsablauf erfolgt wie auf Seite 94 geschildert, nur diesmal werden die Arme mitgenommen.
Die Arme schwingen parallel zu der Körperseite, deren Bein die Kick-Bewegung gerade ausführt.
Wiederholung im Wechsel!

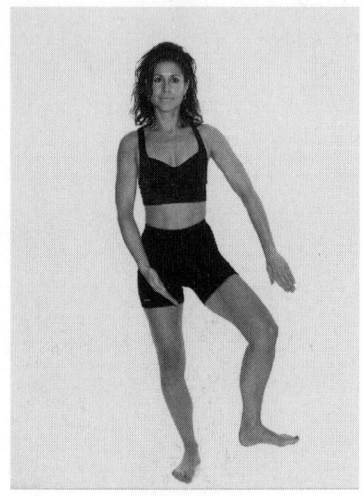

Effekt: Förderung des Gleichgewichtsgefühls, Kräftigung der Beinmuskulatur.

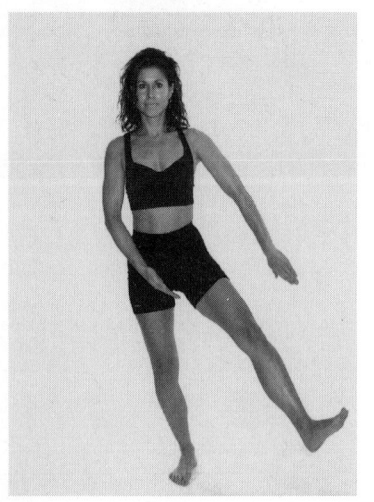

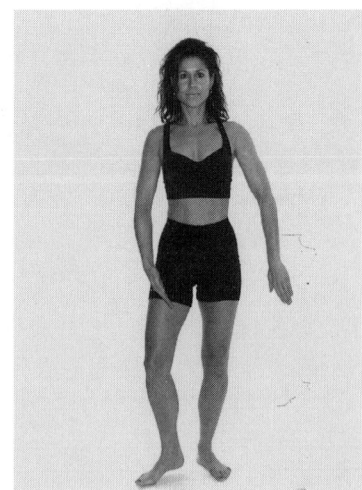

K2 Offener Sprung aus Jumping Jack: _____

Ausgangsposition: Lockerer Stand, Beine nicht ganz geschlossen.
Aus der Ausgangsposition wird so hoch wie möglich gesprungen, und dabei werden wie bei der auf Seite 98 beschriebenen Jumping-Jack-Übung die Beine so weit wie möglich gegrätscht und die Arme bis Schulterhöhe geführt. Beim Landen darauf achten, mit dem Fuß gut abzurollen (erst Fußspitze, dann Ballen, dann Ferse). Auf keinen Fall mit dem gesamten Fuß auf dem Boden aufkommen.
Die Bauchmuskulatur sollte dabei angespannt sein.
Wiederholung!
Effekt: Schnellkrafttraining für die Beinmuskulatur, Förderung des Gleichgewichtsgefühls, Kräftigung der Bauchmuskulatur.

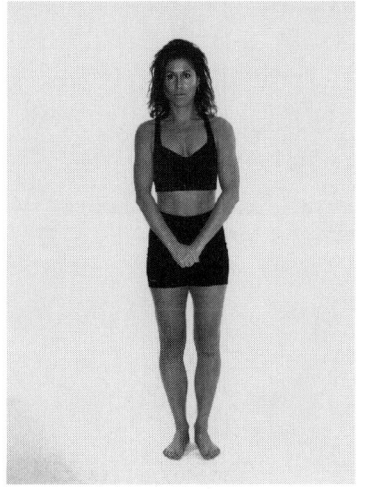 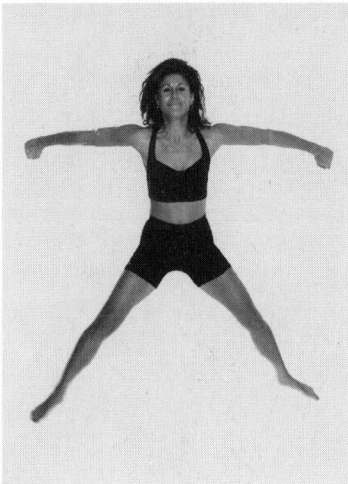

K3 Geschlossener Sprung aus Jumping Jack: _____

Ausgangsposition: Beine geöffnet, die Fußspitzen zeigen nach außen, Arme seitlich am Körper.

Nun im Sprung die Beine zusammenführen und die Knie so hoch wie möglich an den Oberkörper ziehen. Die Arme bleiben gestreckt, die Hände sind zur Faust geballt. Beim Landen dann die Beine wieder in die Grätsche bringen und darauf achten, mit dem Fuß gut abzurollen (erst Fußspitze, dann Ballen, dann Ferse). Die Fußspitzen zeigen nach außen. Auf keinen Fall mit dem gesamten Fuß auf dem Boden aufkommen. Auch bei dieser Übung sollte die Bauchmuskulatur angespannt sein.

Wiederholung!

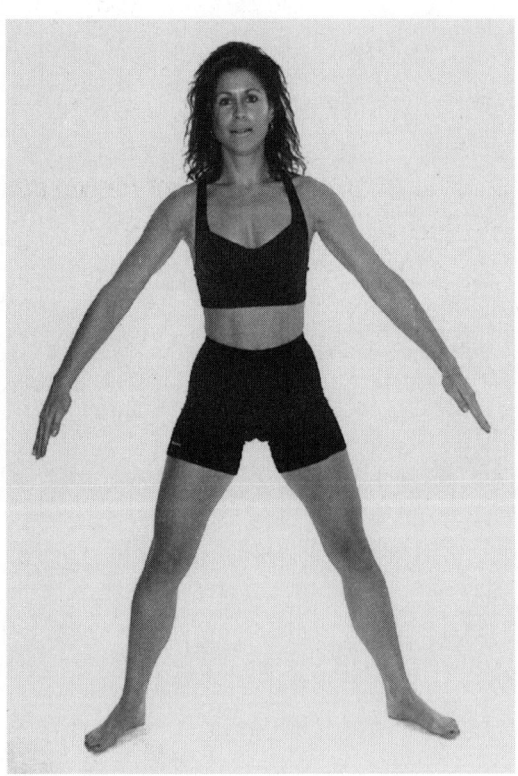

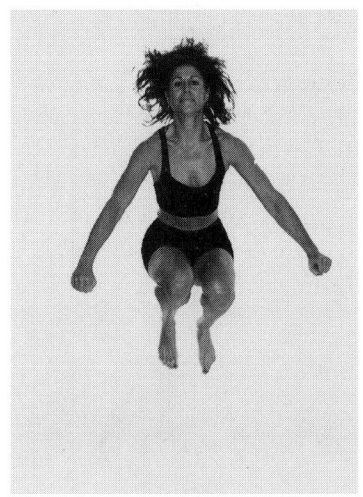 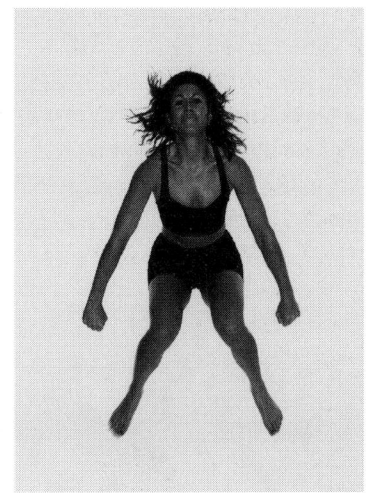

Effekt: Schnellkrafttraining für die Beinmuskulatur, Förderung des Gleichgewichtsgefühls, Kräftigung der Bauchmuskulatur.

K4 Knee-up mit Armen:

Ausgangsstellung: Beine leicht geöffnet, Fußspitzen leicht nach auswärts gerichtet, Arme seitlich.

Das Knie des Spielbeins wird hochgezogen, und gleichzeitig berühren sich die Hände unter dem Oberschenkel. Das Standbein sollte nicht durchgestreckt sein. Dann wechseln.

Wiederholung im Wechsel!

Effekt: Kräftigung der Oberschenkel- und Brustmuskulatur.

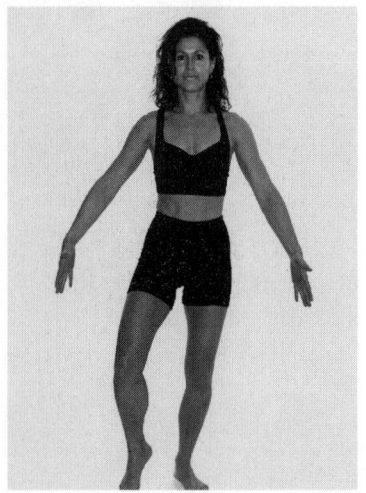 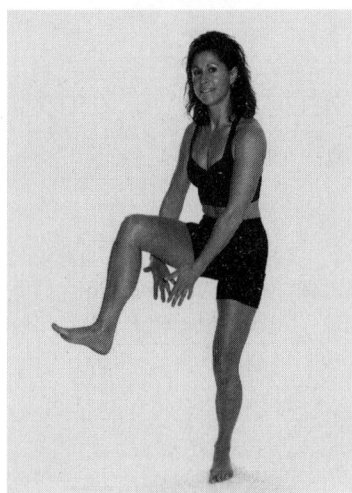

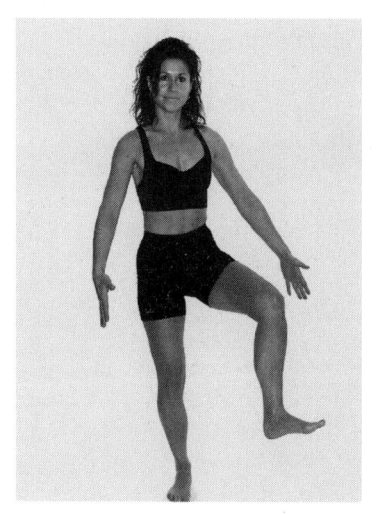 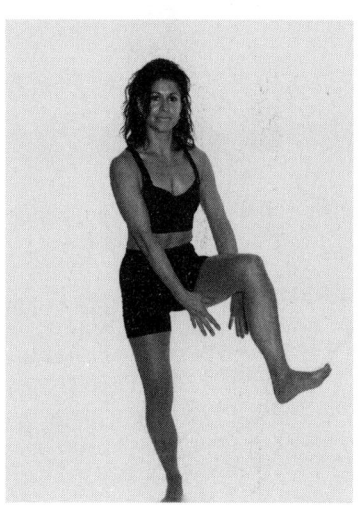

K5 Pendeln mit Armen: _____

Die leicht gebeugten Knie werden während der gesamten Übung bei-
behalten. Ein Bein wird nun vom Boden gehoben, während der
Oberkörper und die parallelen Arme zur Gegenseite schwenken.
Dann wieder zurückkehren in die Ausgangsposition, um zur anderen
Seite zu wechseln.

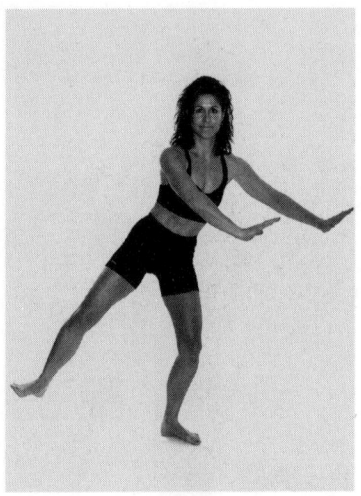

Wiederholung im Wechsel!
Effekt: Förderung des Gleichgewichtsgefühls, der Arm-Bein-Koordination und Kräftigung.

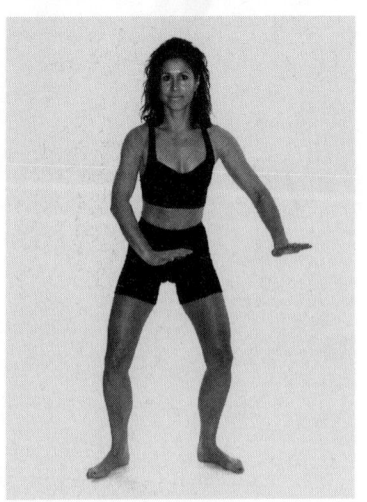

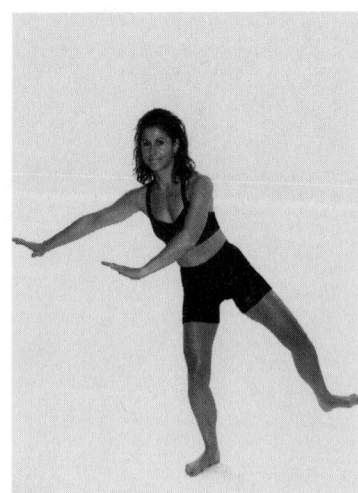

K6 Stechschritt mit gegengleichen Armen: _____

Ausgangsposition: lockerer Stand.
Das Bein schnellt aus dem Stand gestreckt nach oben, gleichzeitig
wird der Gegenarm nach vorne geführt, so daß sich – bestenfalls –
Bein und Arm berühren.

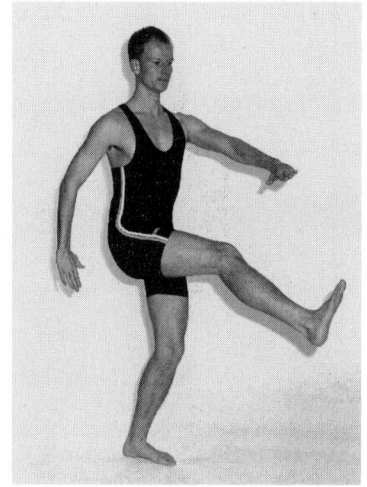

Wiederholung im Wechsel!
Effekt: Rückenkräftigung, Förderung des Gleichgewichtsgefühls und der Arm-Bein-Koordination.

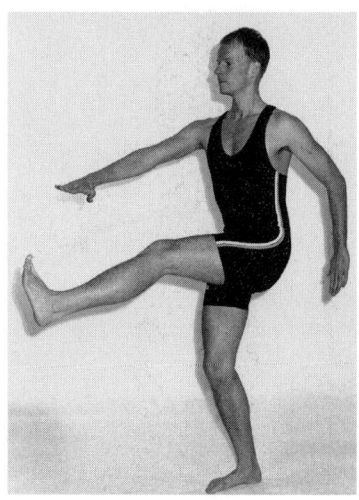

Das Bein wird vor dem Körper gehoben. Gleichzeitig wird das Knie gebeugt und der Fuß nach oben geführt, so daß sich die Hand des Gegenarms und der Fuß des Spielbeins berühren können.
Wiederholung im Wechsel!

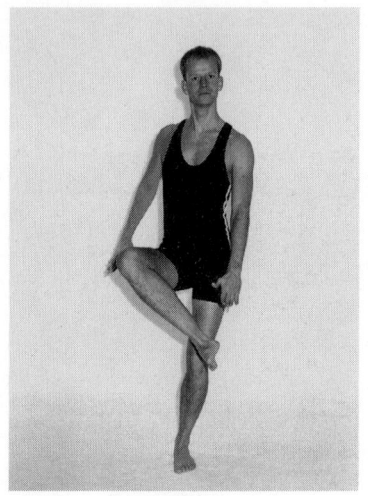

Effekt: Kräftigung der Arm-, Bein- und Brustmuskulatur, Förderung der Arm-Bein-Koordination.

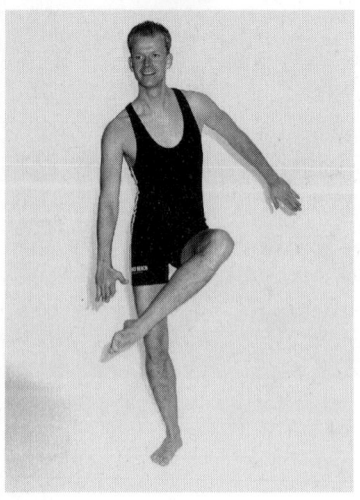

Variationen der Kombielemente siehe unter Basiselemente Arme und Beine!

Geräteübungen

Viele von uns werden sich noch aus dem Schulschwimmsport an das gute, alte Schwimmbrett erinnern. Inzwischen sind zahlreiche Geräte speziell für das Aqua-Training entwickelt worden. Diese Geräte haben die Besonderheit, daß sie aus Materialien gefertigt sind, die den Auftrieb erhöhen. Am gängigsten sind Hanteln, Auftriebsgürtel oder -westen sowie spezielle Handschuhe.

Ziel dieser Geräte ist natürlich zunächst einmal der verbesserte Auftrieb beim Aqua-Training. Das bedeutet, daß Übungen im Schwebezustand, die sonst im Wasser nicht gut durchführbar sind, ermöglicht werden.

Darüber hinaus wird durch Verwendung dieser Hilfsmittel der Wasserwiderstand noch erhöht. Dies bedeutet, daß eine höhere Belastung, d. h. eine Erweiterung des Fitneßtrainings, möglich ist.

Die Verwendung von Geräten beim Aqua-Training bedeutet jedoch auch eine größere Variabilität des Gesamtprogramms, d. h., viele Übungen sind durch die Geräte wandelbar, somit ist mehr Abwechslung gegeben.

Zusammenfassung der Geräteübungen:
- Grätsche mit Armen und Beinen, liegend
- Hockrolle, gerade
- Hockrolle, seitlich
- Wasserschieben
- Seitdrücken mit Hanteln
- Seitdrücken mit Handschuhen

H1 Grätsche mit Armen und Beinen, liegend: _____

Mit den Hanteln im Wasser in Rückenlage gehen und die Beine grätschen. Die Arme gehen parallel dazu bis auf Schulterhöhe und werden, wenn die Beine zusammengeführt werden, ebenfalls wieder neben den Körper geführt. Halswirbelsäule gerade, an die Decke schauen!
Wiederholung!
Effekt: Kräftigung der Abduktoren, Adduktoren, Schulter, Nacken, Bauch, Förderung der Rückenspannung.

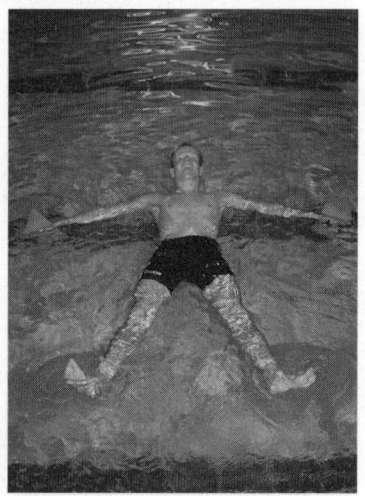 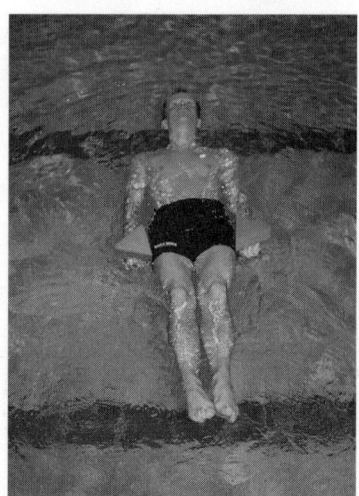

H2 Hockrolle, gerade: _____

In Bauchlage gehen, Hanteln nach vorne führen, Oberschenkel eng an den Körper anziehen und so in die Rückenlage »rollen«. Mit den Hanteln wird dabei die Gewichtsverlagerung ausgeglichen, d. h., während die Beine angezogen werden, müssen die Hanteln zum Schwerpunkt des Körpers bewegt werden.
Wiederholung!

Effekt: Mobilisation und Kräftigung der Wirbelsäule, Kräftigung der Schulter und Nackenmuskulatur.

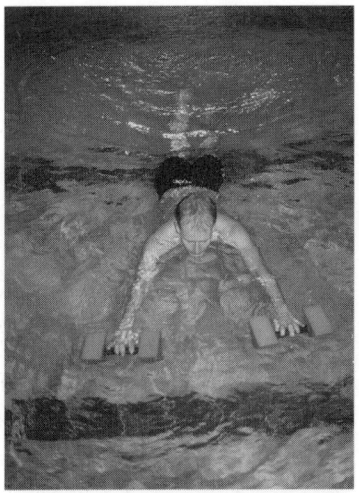

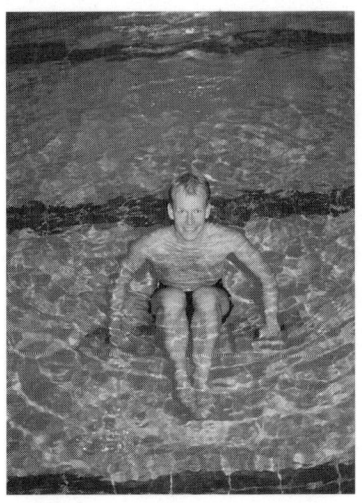

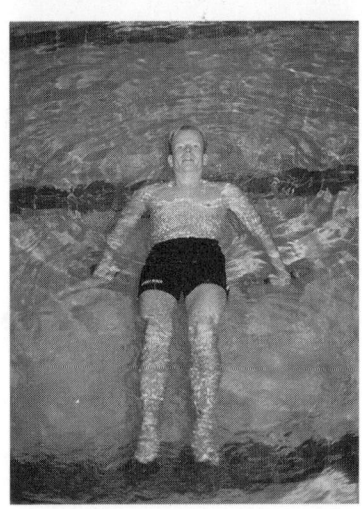

H3 Hockrolle, seitlich: _____

Das Prinzip der Übung gleicht der geraden Hockrolle. Jedoch liegt man nun seitlich im Wasser, zieht Beine und Arme in die Mitte, also quasi in Hockstellung, und streckt sie dann zur anderen Seite. Wiederholung!

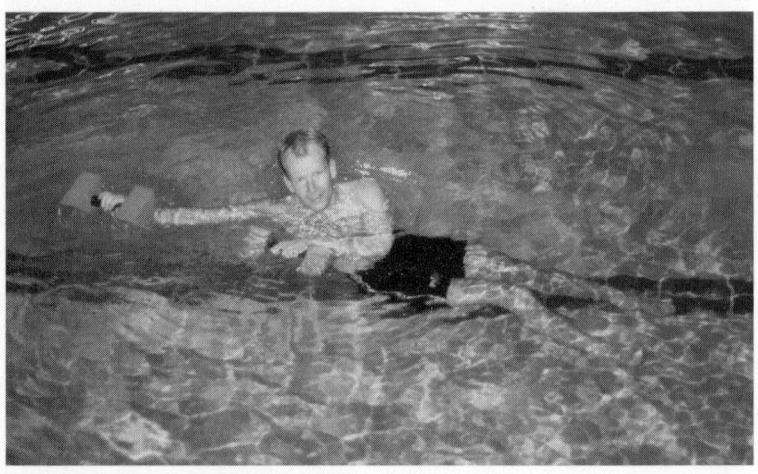

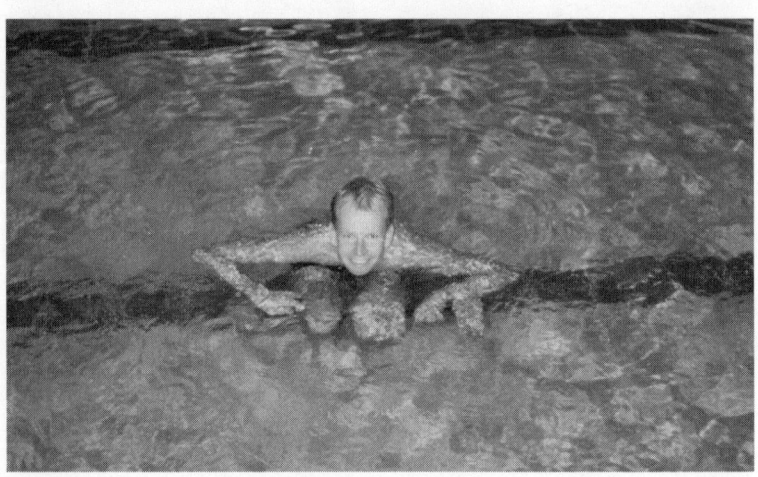

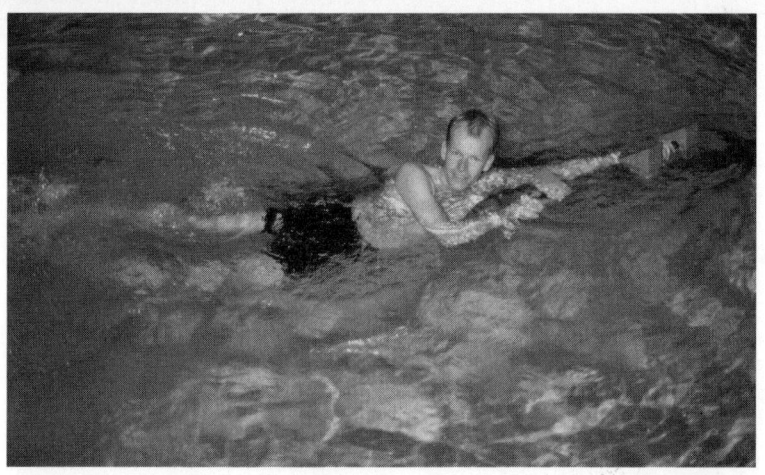

Effekt: Mobilisation und Kräftigung der Wirbelsäule, Kräftigung der Schulter und Nackenmuskulatur. Die seitlichen Muskelgruppen (Bauch) werden verstärkt trainiert.

H4 Wasserschieben:

Dies ist eine Variante zur Übung »Wasserschieben« auf Seite 124. Ausgangsstellung: Die Beine sind leicht gegrätscht, um einen guten Stand zu haben, die Arme sind eng am Körper angezogen, die Hände bzw. Hanteln befinden sich in Brusthöhe »schwebend« auf der Wasseroberfläche. Auf dieser Höhe werden die Arme vom Körper »weggeschoben« und wieder herangeführt. Achtung: Gelenke nicht durchstrecken!

Wiederholung!

Effekt: Kräftigung der Arm- und Schultermuskulatur.

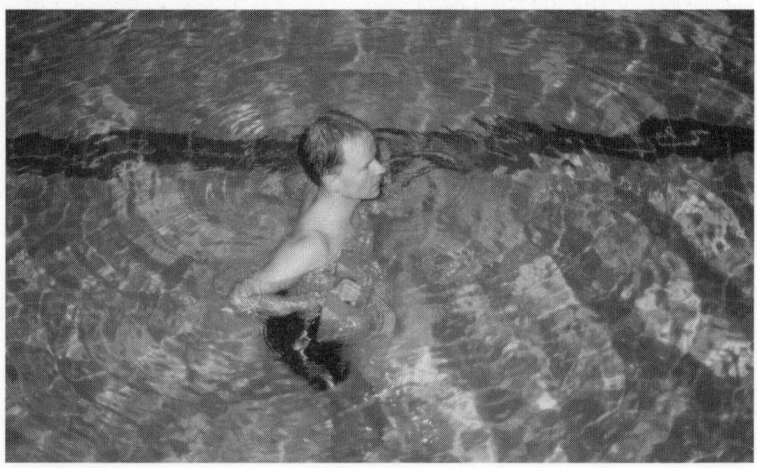

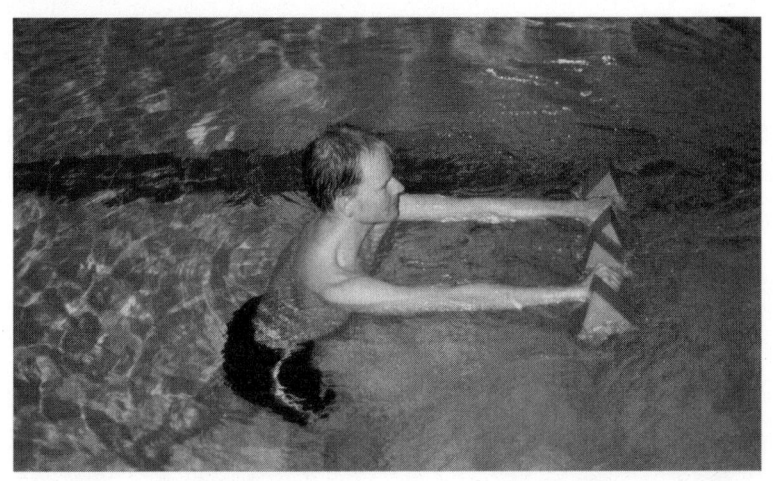

H5 Seitdrücken mit Hanteln: _____

Auch hier sollte wieder auf festen Stand im Wasser geachtet werden. Die Arme befinden sich in Brusthöhe, die Hände mit den Hanteln sind vor dem Körper zusammengeführt. Dann werden die Arme zur Seite gestreckt und wieder zurückgeführt. Jedoch nie ganz durchstrecken!

Wiederholung!

Effekt: Kräftigung der Oberarm- und Schultermuskulatur.

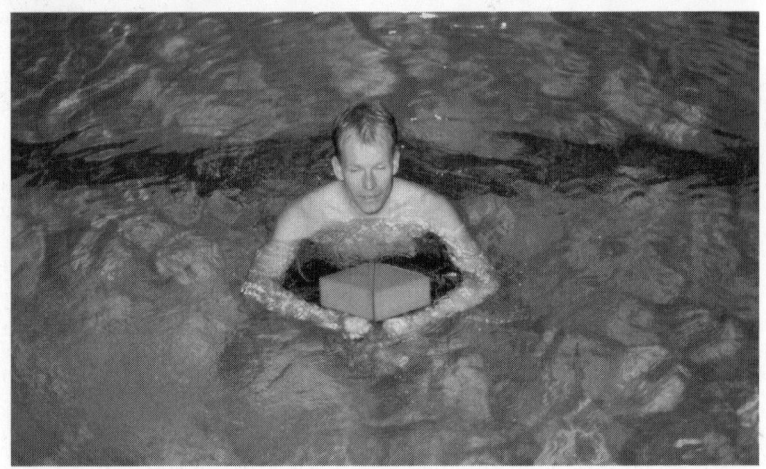

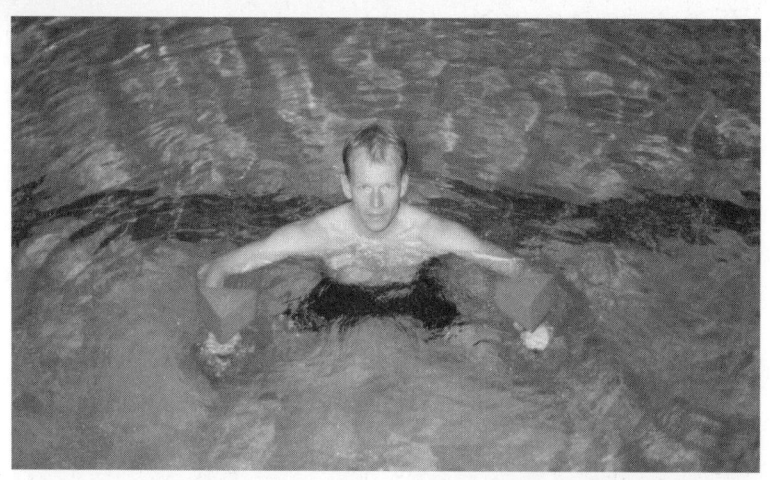

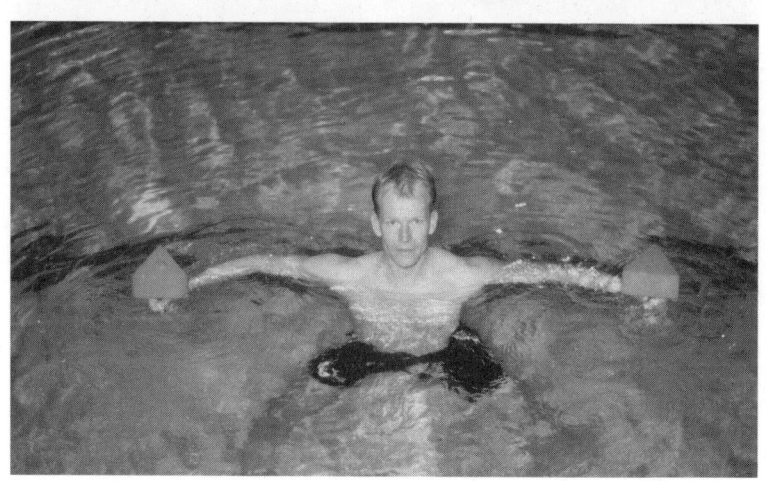

H6 Seitdrücken mit Handschuhen: _____

Statt der Hanteln diesmal mit den »Handschuhen«:
Eine zusätzliche Variation zur vorhergehenden Übung: Die Arme
werden vor der Brust nicht angewinkelt, sondern sind gestreckt und
werden gestreckt (nicht durchgestreckt!) zur Seite geführt. Dies bedeutet eine Erschwernis der vorhergehenden Übung, da man sich
hier nicht die Hebekraft zu Nutze machen kann.
Wiederholung!
Effekt: Kräftigung der Arm- und Schultermuskulatur.

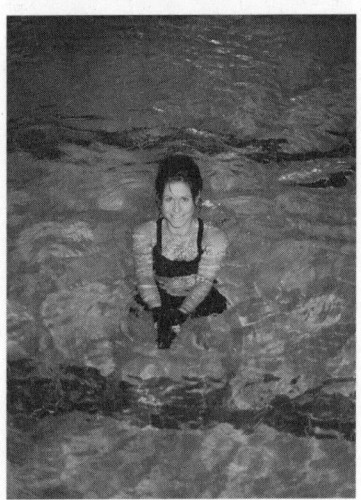 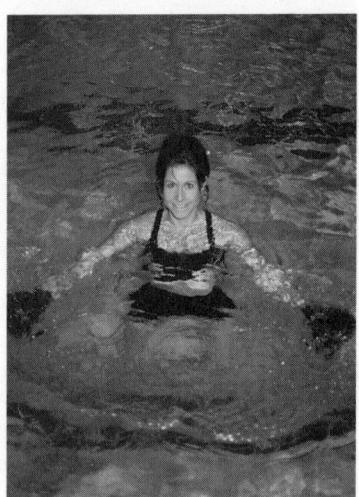

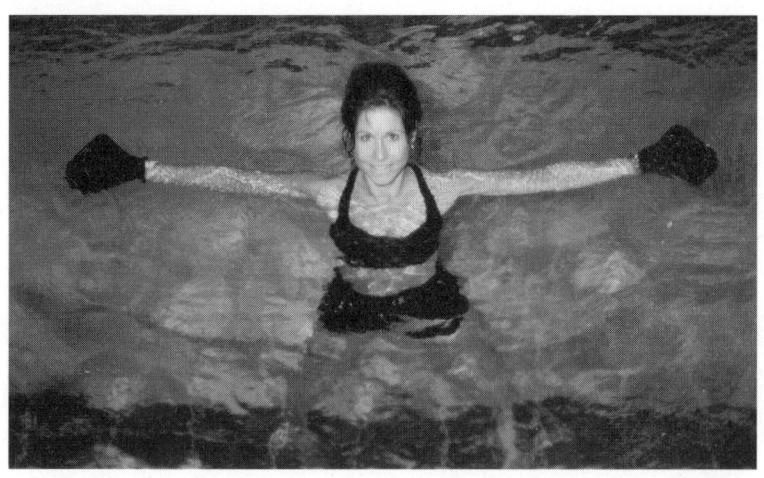

Variationen

siehe Basiselemente Arme! Bei Einsatz von Geräten besonders auf saubere Ausführung achten! Daher nicht zu schnell arbeiten!

Aqua-Jogging

Wie schon in einem vorangegangenen Kapitel erläutert, kann Aqua-Jogging isoliert als Einzeltraining oder als Bestandteil verschiedener Aqua-Aerobic-Übungen durchgeführt werden. Darüber hinaus eignet es sich jedoch auch im Rahmen einer Aqua-Aerobic-Stunde als Gruppenübung mit mehr spielerischem Effekt, was letztendlich auch den Spaß erhöht.

Aqua-Jogging kann durchaus als ernsthafte Alternative zum normalen Jogging angesehen werden. Im Vergleich zum Jogging an Land ist der Trainingseffekt beim Aqua-Jogging durch die widerstandsvergrößernde Wirkung des Wassers zusätzlich erhöht. Darüber hinaus wird die – beim normalen Jogging nicht unerhebliche – Belastung der Gelenke vermindert bzw. (beim Jogging ohne Bodenkontakt mit oder ohne Auftriebsgurt) nahezu verhindert.

Durchaus sinnvoll kann die Verwendung des speziell für Aqua-Jogging entwickelten Auftriebsgurts sein (siehe S. 157), da dieser den Trainingseffekt verbessert und besonders bei »wasserunsicheren« Menschen das Sicherheitsgefühl verstärkt. Man kann mit Bodenkontakt oder schwebend trainieren.

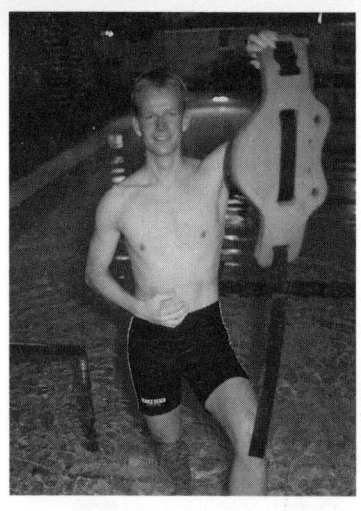

Der Auftriebsgurt ist besonders für Aqua-Jogging geeignet. Er dient dazu, Aqua-Jogging im tiefen Wasser, also ohne Bodenkontakt, durchzuführen, ist jedoch ebenso sinnvoll, um im flacheren Wasser den Wasserwiderstand zu erhöhen oder ängstlicheren Menschen im Wasser ein sichereres Gefühl zu vermitteln.

Der Gurt sollte immer fest angelegt sein, damit er im Wasser nicht verrutscht. Ob der breitere Teil des Gurts am Rücken oder am Bauch anliegt, muß jeder für sich selbst ausprobieren, im Prinzip ist beides möglich. Hauptsache ist, daß man bei senkrechter Körperhaltung im Wasser zu keiner Seite abkippt.

AQJ Grundbewegung: _____

Die Grundbewegung beim Aqua-Jogging entspricht dem normalen Bewegungsablauf beim Laufen. Sie sollten darauf achten, den Ober- körper nicht zu weit nach vorne zu neigen, damit Sie nicht in eine Schwimmbewegung geraten. Also möglichst aufrecht bleiben! Versu- chen Sie den Laufstil an Land nachzuempfinden.

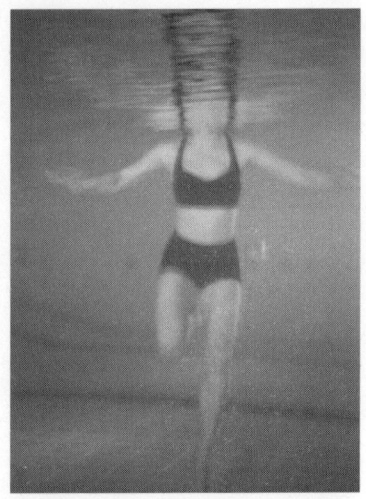

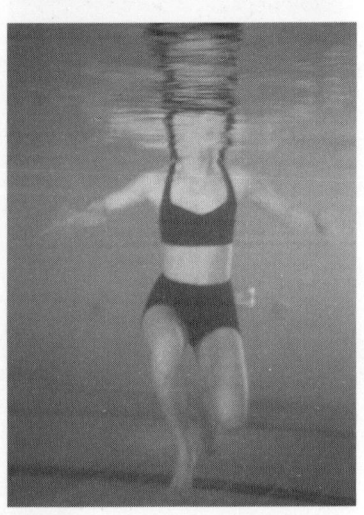
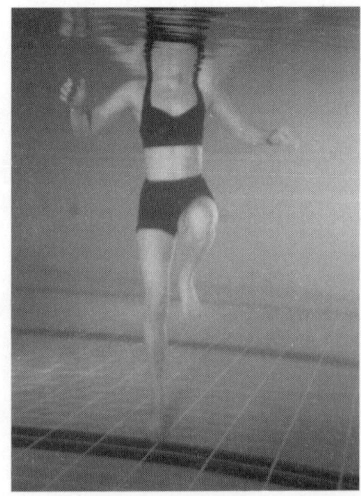

Gruppenübungen

Die folgenden beiden Übungen unterstützen eine spielerische Form des Aqua-Joggings, die bei den Gruppenteilnehmern meist sehr gut ankommt, da hier auch eher der Spaßgedanke als der Leistungsgedanke im Vordergrund steht, wobei der Trainingseffekt ebenso groß ist wie beim isoliert ausgeführten Aqua-Jogging. Eine Form von »miteinander Sport treiben« festigt die Gruppe an sich und kann einzelne Teilnehmer, die vielleicht etwas lustloser oder mutloser sind, eher binden und zum Weitermachen motivieren.

Auch ist es sinnvoll, solche spielerischen Formen erst gegen Ende der Stunde durchzuführen, da dies zum einen noch einmal Kraftreserven bei den Teilnehmern mobilisieren kann und zum anderen ein spielerisches, spaßbetontes Ende der Stunde auch die seelische Entspannung fördert.

Es ist sinnvoll, sowohl eine Übung mit der gesamten Gruppe als Einheit (z. B. Kreislaufen) als auch eine Wettkampfübung (z. B. Wettlaufen) durchzuführen, um damit den unterschiedlichen Bedürfnissen und Fähigkeiten der einzelnen Teilnehmer gerecht zu werden.

Spezialtip: Es kann nicht empfohlen werden, spielerische Elemente am Anfang der Stunde einzubauen, da es aller Erfahrung nach dann sehr schwierig ist, eine gute Trainingsatmosphäre herzustellen.

GR1 Kreislaufen (Aqua-Jogging): _____

Die Gruppe stellt sich hierbei im Kreis auf und joggt in eine Richtung, wobei der Kreis natürlich erhalten bleiben sollte, damit ein Strudel entsteht. Dann erfolgt ein Richtungswechsel, und es wird in die entgegengesetzte Richtung gelaufen. Die Schwierigkeit, den Kreis zu erhalten, sollte hierbei nicht unterschätzt werden, da der entstandene Strudel einen zusätzlichen Widerstand darstellt.
Diese Übung fördert vor allem das Miteinander in der Gesamtgruppe.

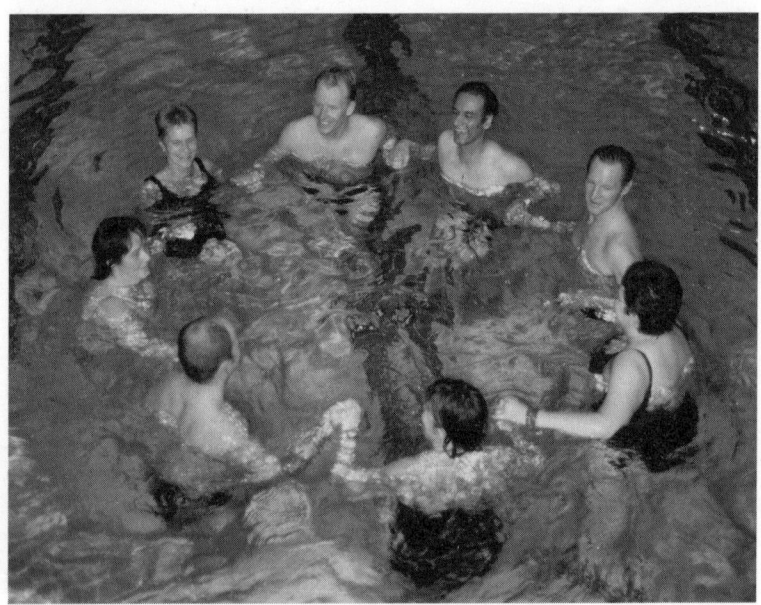

GR2 Wettlaufen (Aqua-Jogging): _____

Die Teilnehmer werden in zwei Gruppen eingeteilt, die sich gegen-
überstehen. Dann läuft die eine Gruppe vorwärts, und die andere
muß dementsprechend rückwärts laufen. Das Ende des Beckens
(bzw. der Bereich des Beckens, wo das tiefere Wasser anfängt) ist das
Ziel. Dann geht es wieder zurück. Nun werden die Rollen vertauscht,
und die erste Gruppe muß jetzt rückwärts laufen und die andere vorwärts.

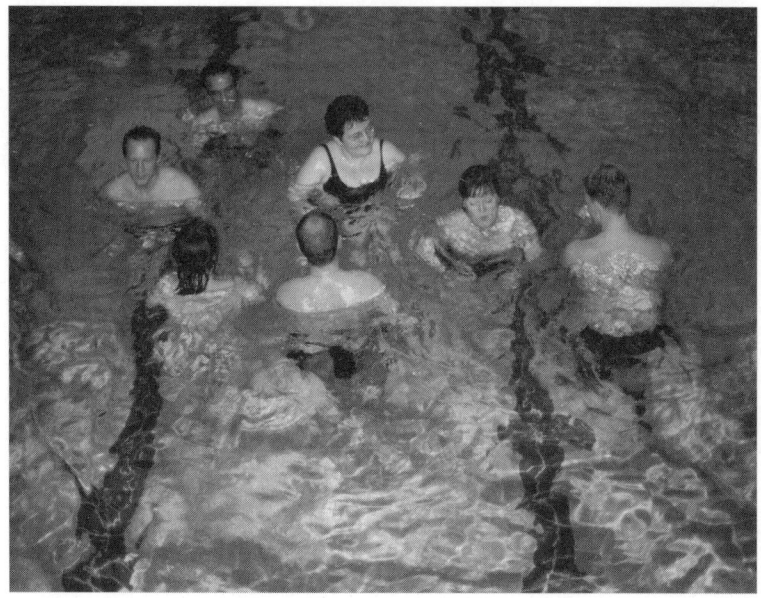

Variante: Beide Gruppen laufen aufeinander zu und zur gleichen
Zeit dann wieder rückwärts. Im Gegensatz zum Kreislaufen wird hier
mehr der Wettkampfcharakter betont.

Beckenrandübungen

Übungen am Beckenrand eignen sich sowohl generell für einen langsamen Einstieg in das Trainingsprogramm als auch besonders für Rehabilitation nach Verletzungen der unteren Extremitäten, da Bodenkontakt völlig vermieden werden kann.

Personen, die Ängste in bezug auf Wasser zu überwinden haben, können mit Beckenrandübungen allmählich ihr Trauma überwinden. So kann z. B. erst mit Übungen begonnen werden, bei denen man auf dem Beckenrand sitzt, dann kann gesteigert werden mit Übungen, bei denen man schon ganz im Wasser steht, aber noch den Beckenrand als Haltepunkt hat.

Übersicht Beckenrandübungen:
- Grätsche, angewinkelt
- Wasser treten
- Grätsche, gestreckt und gekreuzt
- Trizeps
- Trizeps, Variation mit gestrecktem Bein
- Grätsche, Bauchlage
- Grätsche, Rückenlage
- Fahrradfahren, Bauchlage
- Fahrradfahren, Rückenlage
- Paddeln, Rückenlage
- Paddeln, Bauchlage
- Große Schritte, Rückenlage
- Große Schritte, Bauchlage
- Bauchkräftigung, gerade
- Bauchkräftigung, seitlich
- Grätsche, sitzend
- Führung, Beine parallel sitzend
- Seitheben, Beine
- Frontheben, Beine

BR1 Grätsche, angewinkelt: _____

In normaler Sitzposition auf dem Beckenrand (Hände stützen sich ab) werden die Beine gegrätscht und wieder zusammengeführt. Die Fußsohlen werden dabei fest an der Wand des Schwimmbeckens gepreßt.

Hier sollte auf einen geraden Rücken geachtet werden. Hilfreich ist, dabei die Bauchmuskulatur anzuspannen.

Wiederholung!

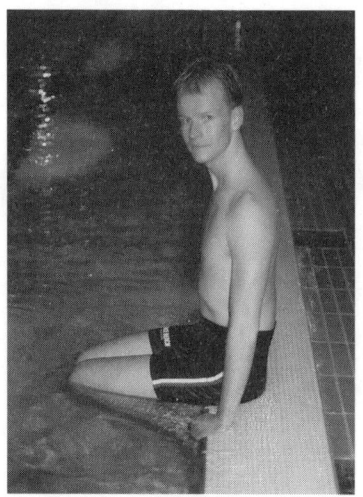 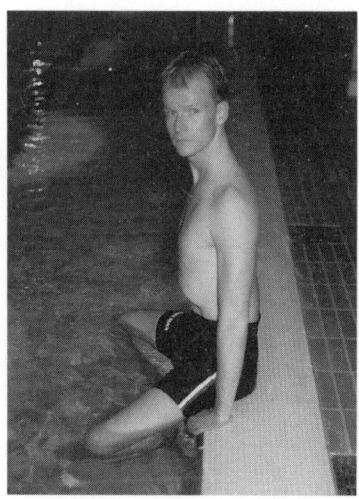

Effekt: Kräftigung der Oberschenkelinnenmuskulatur.

BR2 Wasser treten: _____

Ausgangsstellung: Sitzposition auf dem Beckenrand, die Hände stützen sich ab.
Nun bewußt mit den Füßen wechselseitig ins Wasser treten.
Wiederholung, Tempovariation!
Effekt: Kräftigung der Bauch- und Beinmuskulatur.

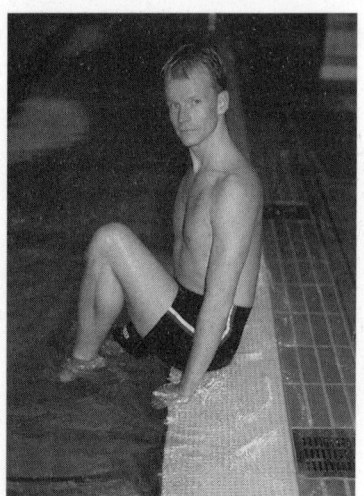 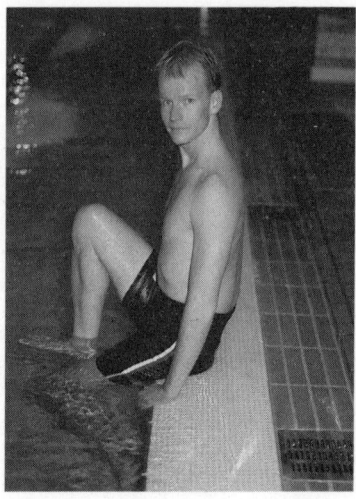

BR3 Grätsche, gestreckt und gekreuzt: _____

Ausgangsstellung: Sitzposition auf dem Beckenrand, die Hände stützen sich ab. Der Rücken ist gerade, die Bauchmuskulatur angespannt. Die Knie sind nicht ganz durchgestreckt, die Beine gegrätscht.

Nun werden die Beine von der Grätsche aus übereinander gekreuzt und wieder zurückgeführt.

Wiederholung, Tempovariation!

Effekt: Kräftigung der Bauchmuskulatur und des Oberschenkelinnenmuskels.

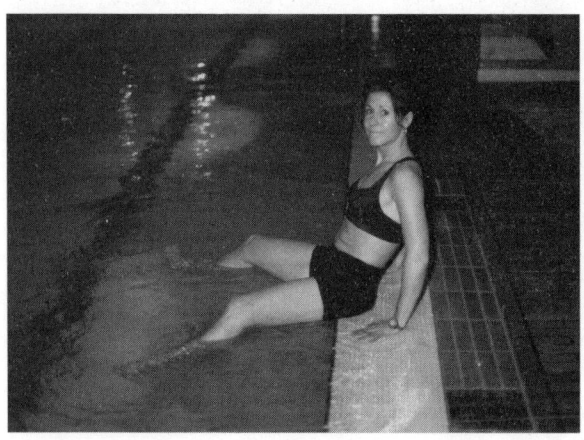

BR4 Trizeps:

Ausgangsstellung: Die Füße sind fest an der Schwimmbadwand, und die Knie sind angewinkelt, die Arme stützen sich auf dem Beckenrand ab.

Nun drücken Sie sich nur mit Hilfe der Arme aus dem Wasser. Rücken gerade!

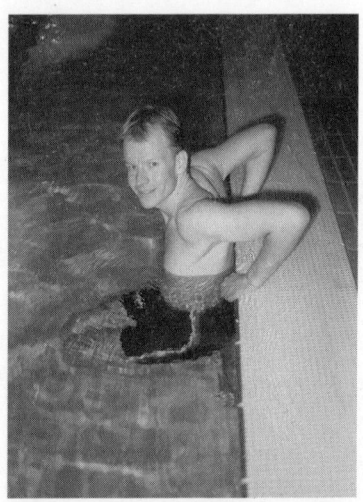

Wichtig: Nicht so weit heben, daß die Ellbogen ganz durchgestreckt sind, dies beansprucht das Ellbogengelenk zu sehr!
Wiederholung!

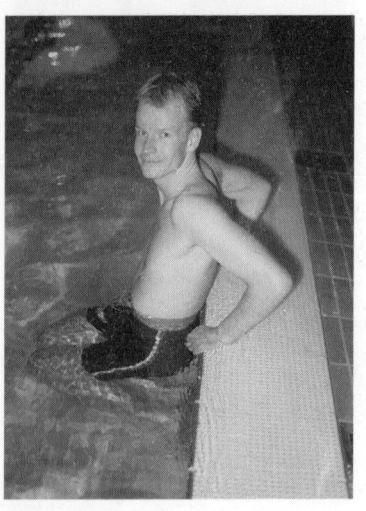

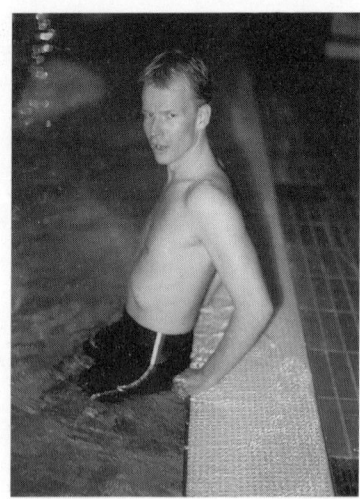

BR5 Trizeps, Variation mit gestrecktem Bein: _____

Bewegungsablauf wie die vorhergehende Übung, ein Bein ist jedoch gestreckt. Hierbei wird zusätzlich noch die Bauchmuskulatur beansprucht.
Wiederholung!

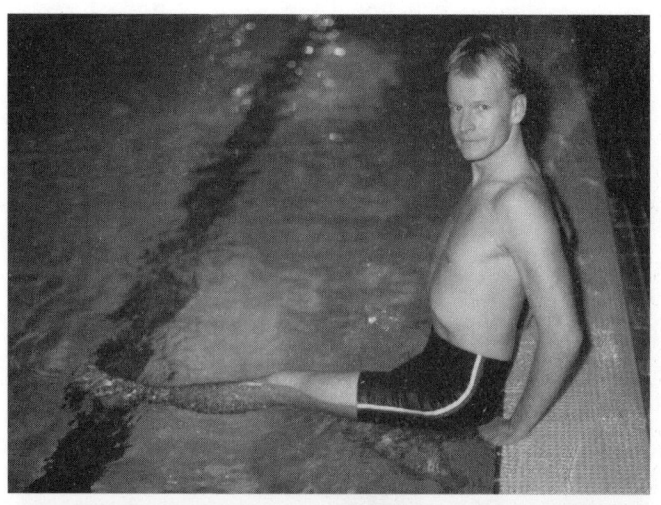

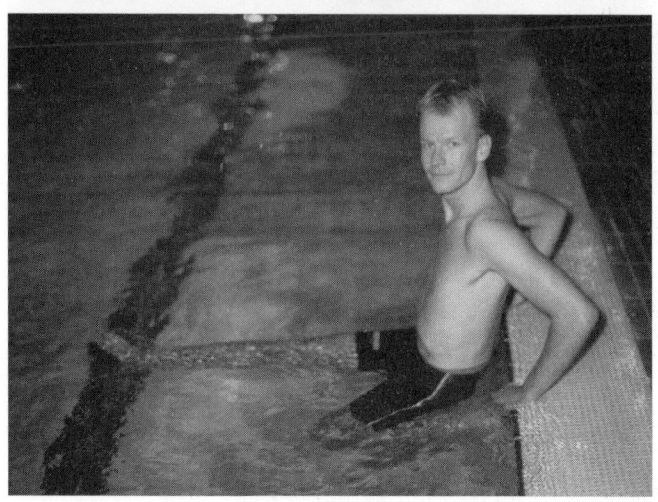

Ausgangsstellung: Im Wasser in Bauchlage gehen, die Hände halten sich am Beckenrand fest. Die Beine sind fast gestreckt, die Füße geflext.

Die Beine grätschen und kraftvoll wieder zusammenführen.

Wichtig: Es sollte darauf geachtet werden, nicht ins Hohlkreuz zu fallen. Dies kann leicht passieren, wenn man versucht, den Kopf weit oberhalb der Wasserlinie zu behalten. Deshalb: Gesäß und Bauch anspannen und auf Kopfhaltung achten, indem man auf den Beckenrand blickt, Halswirbelsäule gerade! Eventuell Auftriebshilfe (zum Beispiel Gurt) verwenden!

Wiederholung!

Effekt: Kräftigung der Gesäß- und Beinmuskulatur.

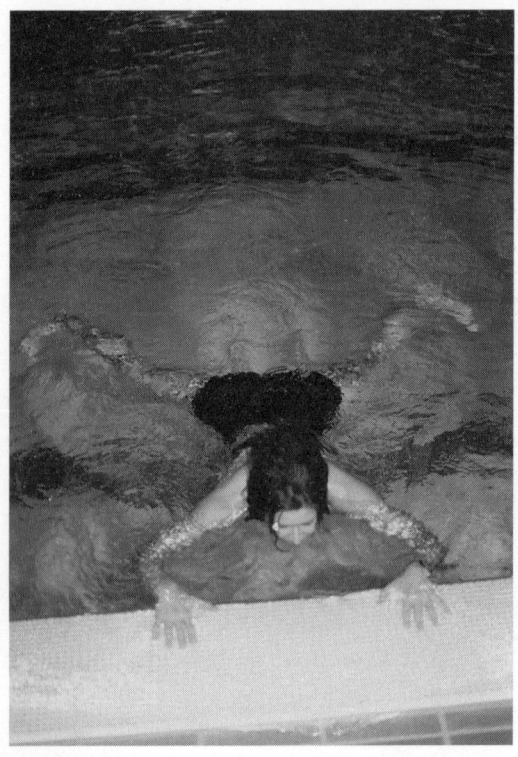

BR7 Grätsche, Rückenlage: _____

Wie die vorhergehende Übung, nur in Rückenlage. Die Arme und der Kopf liegen locker auf dem Beckenrand auf.

Darauf achten, daß der Schulter-Nacken-Bereich sich nicht verspannt!

Im Gegensatz zur Grätsche in Bauchlage wird in Rückenlage zusätzlich die Bauchmuskulatur mehr beansprucht. Eventuell Auftriebshilfe (zum Beispiel Gurt) verwenden!

Wiederholung!

Effekt: Kräftigung der Bein- und Bauchmuskulatur.

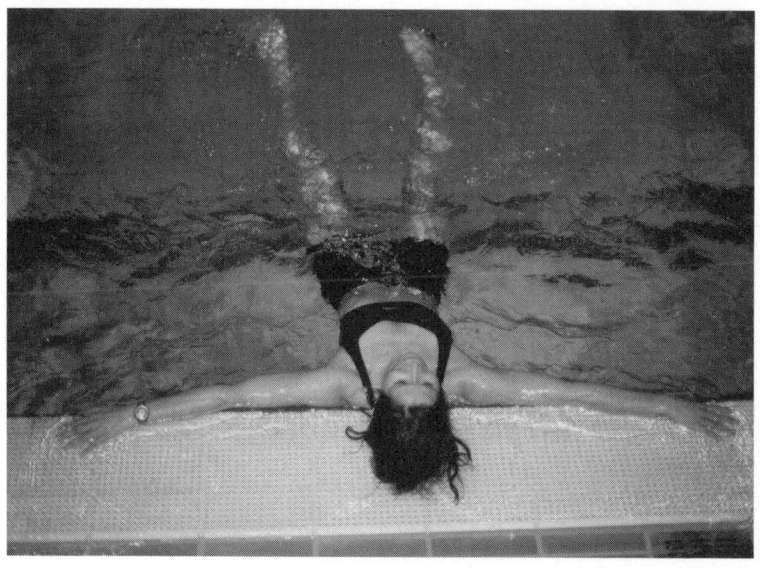

BR8 Fahrradfahren, Bauchlage: _____

Die Hände halten sich am Beckenrand fest, die Beine führen die Rad-
fahrbewegung aus. Hier darauf achten, daß die Halswirbelsäule gerade bleibt! Eventuell Auftriebshilfe (zum Beispiel Gurt) verwenden!
Wiederholung, Tempovariation!

Effekt: Kräftigung der Beinmuskulatur.

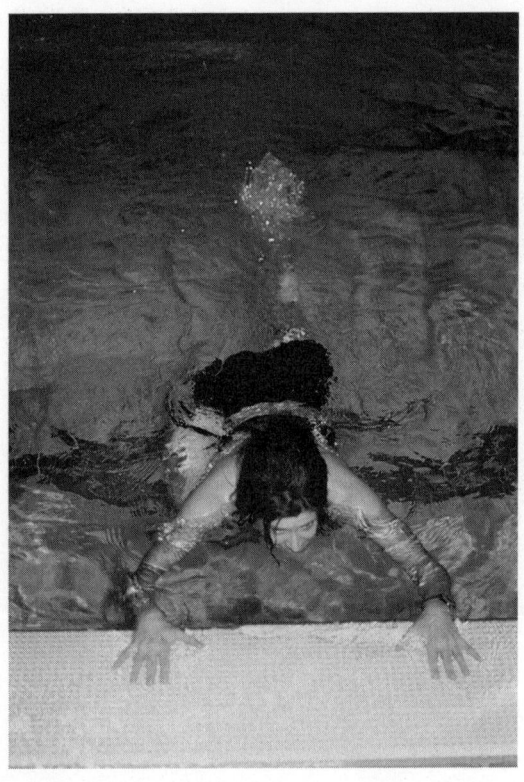

BR9 Fahrradfahren, Rückenlage: _____

Der Bewegungsablauf ist derselbe wie bei der vorangegangenen Übung, nur in Rückenlage. Die Arme und der Kopf liegen locker auf dem Beckenrand auf.

Achtung: Nicht im Schulter-Nacken-Bereich verkrampfen! Eventuell Auftriebshilfe (zum Beispiel Gurt) verwenden!

Wiederholung, Tempovariation!

Effekt: Kräftigung der Bauch- und Beinmuskeln.

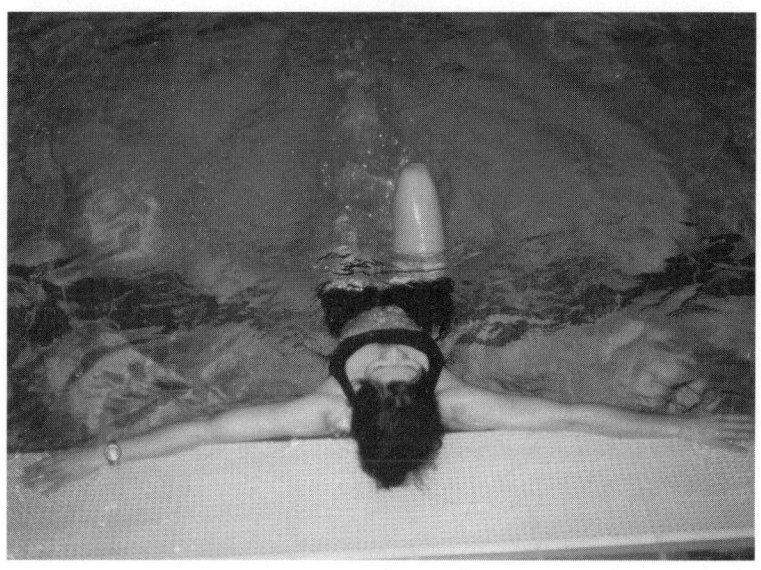

BR10 Paddeln, Rückenlage:

Ausgangsstellung: Die Arme und der Kopf liegen locker auf dem Beckenrand auf, der Körper schwebt waagrecht im Wasser. Die Beine sind hierbei nach vorne gestreckt, jedoch nicht durchgestreckt.

Nun mit den Füßen kleine Paddelbewegungen ausführen. Die Bauchmuskeln sollten angespannt, der Schulter-Nacken-Bereich jedoch entspannt sein. Eventuell Auftriebshilfe (zum Beispiel Gurt) verwenden!

Wiederholung, Tempovariation!

Effekt: Kräftigung der Bein- und Bauchmuskeln.

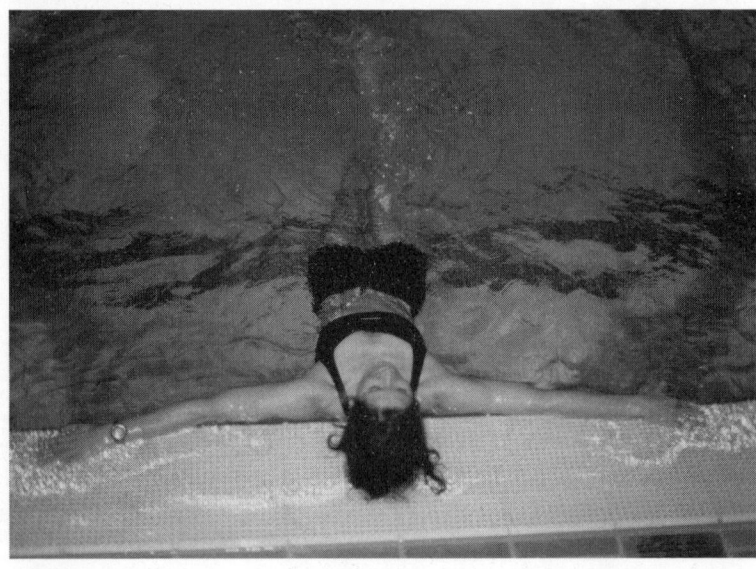

BR11 Paddeln, Bauchlage: _____

Ausgangsstellung: Die Hände halten sich am Beckenrand fest, der Körper liegt waagrecht im Wasser.

Nun denselben Bewegungsablauf wie bei der vorhergehenden Übung durchführen.

Achtung: Um Hohlkreuzstellung zu verhindern, unbedingt die Gesäßmuskeln anspannen und den Kopf nicht zu weit aus dem Wasser nehmen. Eventuell Auftriebshilfe (zum Beispiel Gurt) verwenden!

Wiederholung, Tempovariation!

Effekt: Kräftigung der Bein- und Gesäßmuskulatur.

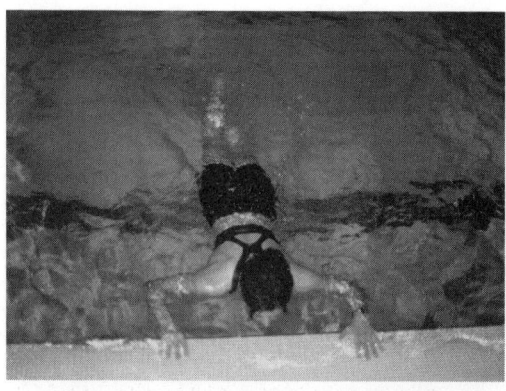

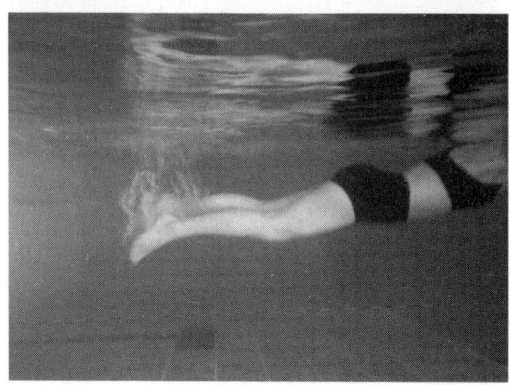

Ausgangsstellung: Kopf und Arme liegen locker auf dem Beckenrand auf, der Körper schwebt im Wasser. Der Schulter-Nacken-Bereich soll entspannt sein.

Dann mit den Beinen einfach große Schritte wie beim Laufen aus-
führen und dabei bewußt gegen den Wasserwiderstand arbeiten.
Knie fast gestreckt, je nach Wassertiefe berühren die Fußspitzen den
Boden und/oder die Wasseroberfläche.

Nicht vergessen, die Bauchmuskeln anzuspannen!

Wiederholung!

Effekt: Kräftigung der Bauch- und Beinmuskeln.

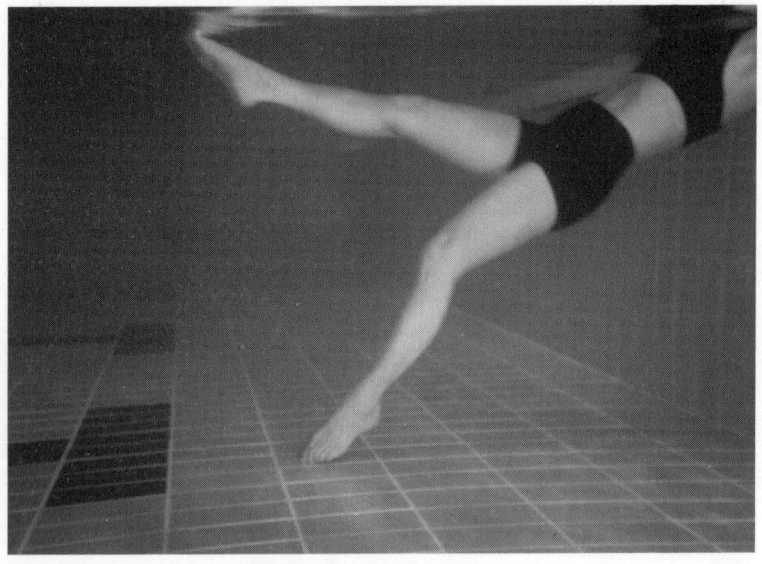

BR13 Große Schritte, Bauchlage:

Diese Übung wird nach demselben Prinzip wie die vorhergehende durchgeführt, mit dem Unterschied, daß sie in Bauchlage ausgeführt wird, d. h., die Hände halten sich nun am Beckenrand fest. Man macht große Schritte mit fast gestreckten Beinen, je nach Wassertiefe wird mit den Füßen der Boden und/oder die Wasseroberfläche berührt.

Wichtig ist hier, zusätzlich die Gesäßmuskeln anzuspannen und den Kopf nicht zu weit nach oben zu nehmen, um den Rücken zu schonen und Hohlkreuzstellung zu vermeiden.

Wiederholung!

Effekt: Kräftigung der Gesäß- und Beinmuskulatur.

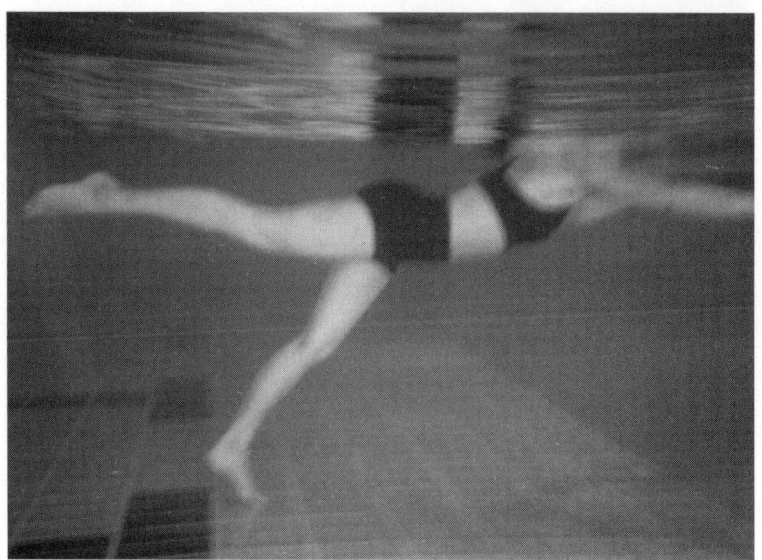

BR14 Bauchkräftigung, gerade: _____

Ausgangsstellung: Der Rücken sollte an der Wand des Schwimmbeckens anliegen, die Arme auf dem Beckenrand. »Sitzstellung« einnehmen, d. h., die Beine sind waagerecht und gestreckt.
Nun die Beine soweit wie möglich an den Oberkörper anziehen und wieder in die Ausgangsposition zurückbringen.
Wichtig: Der gesamte Rücken soll an der Wand anliegen.
Wiederholung!
Effekt: Kräftigung der (unteren) Bauchmuskeln.

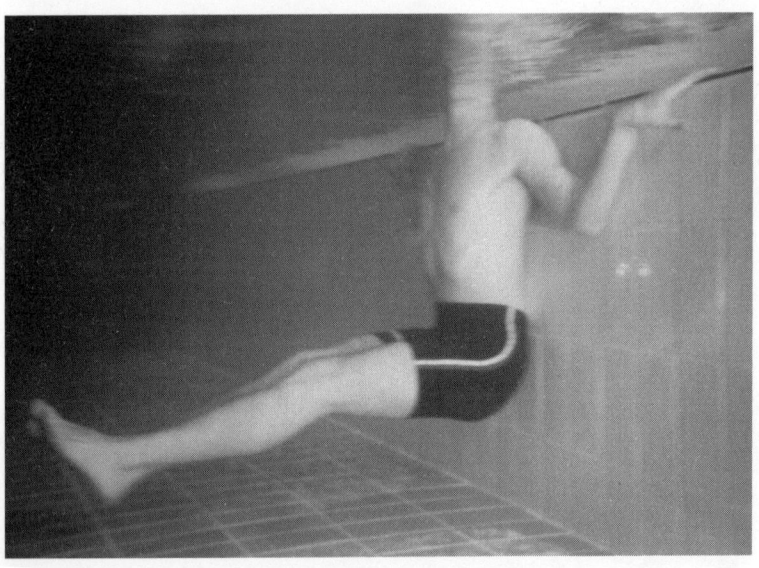

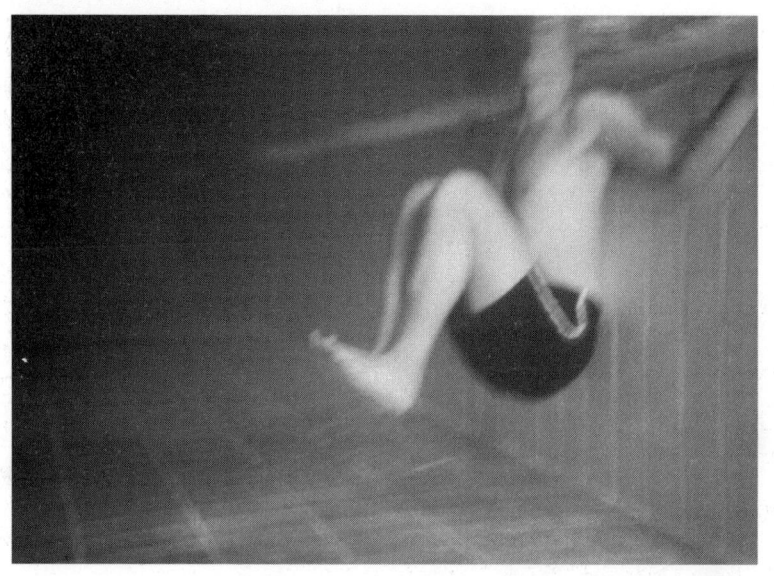

BR15 Bauchkräftigung, seitlich:

Ausgangsstellung: Mit den Armen am Beckenrand »hängen«, der Rücken sollte möglichst mit der Wand des Schwimmbeckens Berührung haben.

Nun die Beine seitlich soweit wie möglich heranziehen, dann strecken und wieder heranziehen. Dann zur anderen Seite ziehen.

Wiederholung im Wechsel!

Effekt: Kräftigung der (seitlichen) Bauchmuskeln.

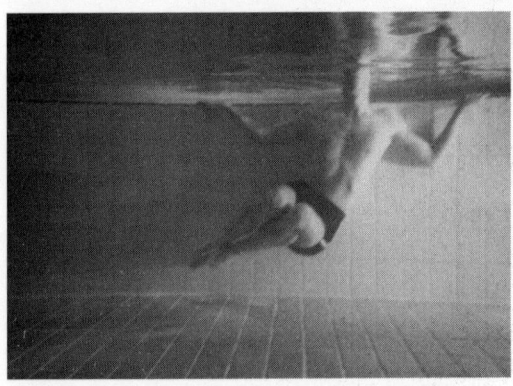

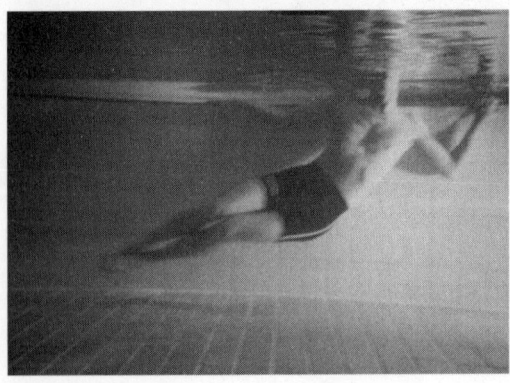

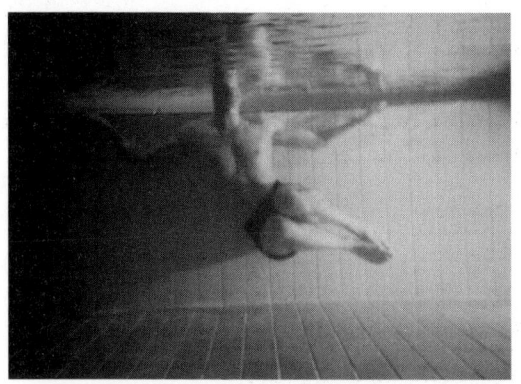

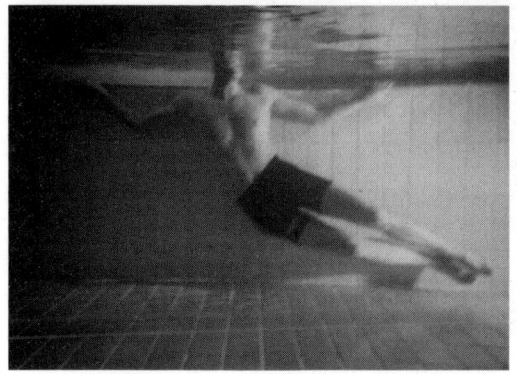

BR16 Grätsche, sitzend: _____

Ausgangsstellung: Der Rücken sollte an der Wand des Schwimm-
beckens anliegen, die Arme auf dem Beckenrand. »Sitzstellung« ein-
nehmen, d. h., die Beine sind waagerecht und gestreckt.
Nun die Beine grätschen und kraftvoll wieder zusammenführen.
Hier wieder darauf achten, daß der Rücken an der Wand anliegt und
die Bauchmuskeln gespannt sind.
Wiederholung!
Effekt: Kräftigung der Oberschenkelinnen- und Bauchmuskulatur.

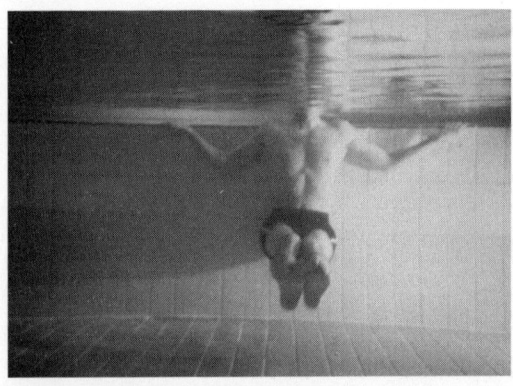

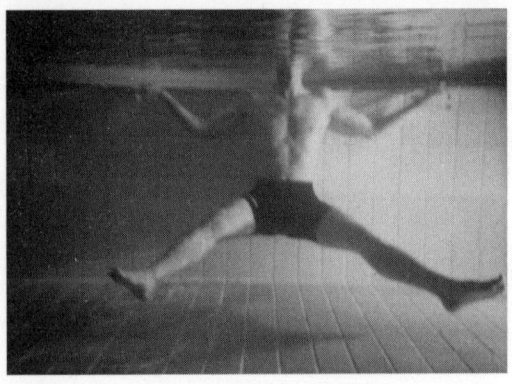

BR17 Führung, Beine parallel sitzend: _____

Ausgangsstellung: Der Rücken sollte an der Wand des Schwimmbeckens anliegen, die Arme liegen auf dem Beckenrand auf. »Sitzstellung« einnehmen, d. h., die Beine sind waagerecht und gestreckt.
Nun die Beine in dieser Stellung zur Seite führen, so daß sie im gün-
stigsten Fall seitlich Berührung mit der Wand des Schwimmbeckens
haben. Dann den Körper zur anderen Seite führen.
Wiederholung im Wechsel!
Effekt: Kräftigung der vorderen Oberschenkelmuskeln sowie der
Rumpf- und Bauchmuskulatur.

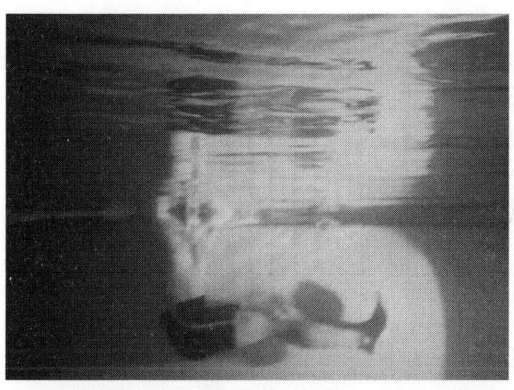

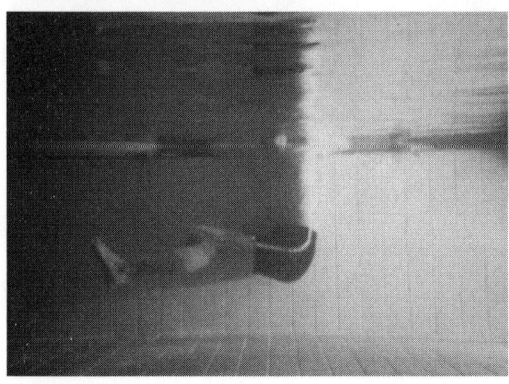

BR18 Seitheben, Beine: _____

Ausgangsstellung: Lockerer Stand, eine Hand hält sich am Beckenrand fest, die andere Hand ist auf der Hüfte abgestützt.

Nun ein Bein so weit wie möglich seitlich heben und wieder zurück-
führen.

Achtung: Wenn man das Bein zu weit nach oben bringt, kann es passieren, daß der Oberkörper zur anderen Seite ausweicht. Dies sollte
unbedingt verhindert werden, da es den Trainingseffekt vermindert
und schädlich für den Rücken sein kann. Lieber das Bein nicht ganz
so weit heben, dafür aber den Oberkörper fest und gerade halten,
d. h. Bauch und Gesäß anspannen!

Wiederholung!

Effekt: Kräftigung der Oberschenkelmuskulatur.

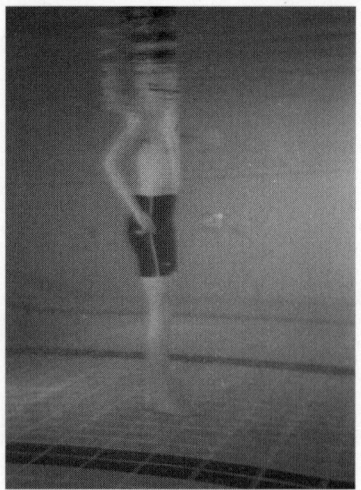 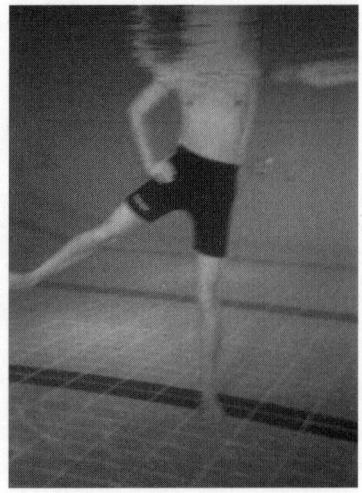

Ausgangsstellung: Lockerer Stand, eine Hand hält sich am Becken-rand fest, die andere Hand ist auf der Hüfte abgestützt.

Nun ein Bein so weit wie möglich frontal heben und wieder zurück-führen.

Achtung: Wenn man das Bein zu weit nach oben bringt, kann es pas-sieren, daß der Oberkörper nach vorne geht. Dies sollte unbedingt verhindert werden, da es den Trainingseffekt vermindert und schäd-lich für den Rücken sein kann. Lieber das Bein nicht ganz so weit he-ben, dafür aber den Oberkörper fest und gerade halten, d. h. Bauch und Gesäß anspannen!

Wiederholung!

Effekt: Kräftigung der Oberschenkelmuskulatur.

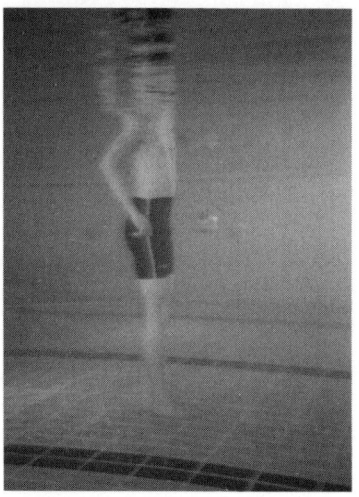 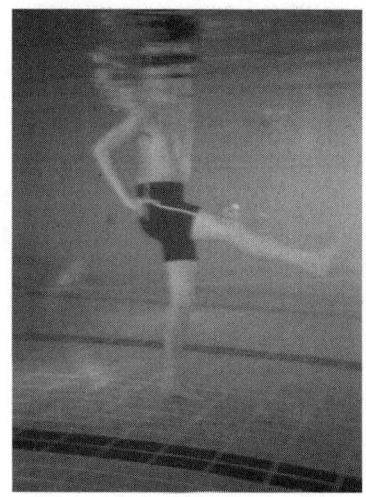

Variationen erfolgen bei Beckenrandübungen nur durch unter-schiedliche Geschwindigkeiten. Auf Genauigkeit bei der Übungsaus-führung achten!

Stretching

Stretching ist grundsätzlich ein wichtiger Gesichtspunkt bei jeder Art von Sport. Leider wird dies von vielen Laien, aber auch von sportlich aktiven Menschen, oft vernachlässigt. Stretching (also auf gut deutsch: Dehnübungen) sollte sowohl vor dem Sport als auch danach durchgeführt werden. Vor sportlicher Betätigung dienen Dehnübungen als Vorbereitung für die Muskeln, Sehnen, Bänder und Gelenke und können so Sportverletzungen verhindern.

Stretching nach dem Sport dient hauptsächlich der Entspannung, sowohl der körperlichen als auch seelischen. Dehnen nach dem Sport kann Muskelkater vielleicht nicht grundsätzlich verhindern, aber sicher mildern.

Was bewirkt Stretching denn genau?

Primär wird durch Stretching ganz allgemein eine Verbesserung der Körperbeweglichkeit erreicht. Regelmäßiges Dehnen vergrößert den maximal erreichbaren Gelenkwinkel, steigert die Zugtoleranz der Muskeln (d. h., der Muskel kann zunehmend höhere dehnende Kräfte tolerieren), verbessert die Entspannungsfähigkeit des Muskels, erhöht die Kraftfähigkeit auch des gedehnten Muskels, beschleunigt die Regeneration nach Verletzungen und dient dem Abbau von bzw. verhindert Muskelverspannungen. Daraus ergibt sich als sekundärer Effekt vor allem eine Verbesserung der sportlichen Leistungsfähigkeit und ein positiveres Körpergefühl.

Aber auch die Verbesserung des Wohlbefindens sollte hierbei nicht außer acht gelassen werden. Denn was heute als Stretching oder Dehnen bezeichnet wird, kann in vielen hochentwickelten Kulturen auf eine jahrhundertelange Tradition zurückblicken. Denn auch Yoga z. B. gehört zum Bereich des Stretching. In vielen (besonders asiatischen) Kulturen bilden Dehnübungen einen wichtigen Bestandteil eines kulturellen Gesamtsystems. Kern dieser Dehnübungen ist die Annahme, daß Dehnübungen sich mit einer Konzentration auf innere Energiequellen verbinden und so ein physisches und psychisches Gleichgewicht fördern.

Was sollte man beim Stretching unbedingt beachten?
Zum einen ist es wichtig, langsam und kontrolliert zu dehnen. Ruckartige Dehnungen sind unbedingt zu vermeiden! Auch sollte die Dehnung sanft begonnen und nur allmählich gesteigert werden. Also keine extreme Dehnung in den Schmerzbereich durchführen! Stellen Sie sich auf Ihren Körper ein. Wie weit jemand dehnen kann, ist individuell äußerst unterschiedlich. Also konzentrieren Sie sich auf Ihren Körper und erkennen Sie seine Grenzen (die sich bei regelmäßigem Stretching mit Sicherheit erweitern lassen).

Spezialtip: Konzentrieren Sie sich auf die Entspannung des gedehnten Muskels! Denn nur ein entspannter Muskel kann optimal gedehnt werden. Ein angespannter Muskel dagegen widersetzt sich der Dehnung, und somit wäre das Stretching wirkungslos, wenn nicht sogar schädlich.

Eine wirkungsvolle Unterstützung dieser Entspannungsübungen erreicht man durch die richtige Atmung. Stretching wird immer in Intervallen durchgeführt (d. h. abwechselnd Dehnen und Entspannen). Unterstützt man also die Dehnung durch die Betonung von Ausatmen und Atempause, erreicht man somit eine reflektorische Entspannung der Muskulatur. Konzentrieren Sie sich auf die Atmung, und vergessen sie nicht, daß bewußtes Atmen nicht nur körperliche, sondern auch psychische Entspannung bedeutet.

Auf einen Blick: Das sollten Sie beim Stretching beachten
– Stretching-Übungen immer etwa 20 Sekunden halten!
– Bei allen Dehnübungen sollte man ein gewisses Ziehen im gedehnten Muskel verspüren, jedoch auf gar keinen Fall Schmerz oder Zittern.
– Grundsätzlich nur bei aufgewärmter Muskulatur dehnen!
– Bei längerem Dehnen unbedingt auf eine höhere Wassertemperatur achten!
– Ruhig atmen!

Zusammenfassung der Stretchingübungen:
- Unterschenkelmuskulatur (Wadenmuskel)
- Oberschenkelinnenseite und Unterschenkel
- Oberschenkelvorderseite (Beinstrecker)
- Beinbeuger
- Gesäßmuskulatur
- Schulter- und Nackenbereich
- Nacken/Arme/Schulter/Brust
- Brustmuskulatur
- Trizeps
- Bizeps

Die im folgenden beschriebenen Dehnübungen sind, wenn nicht anders vermerkt, sowohl an Land als auch im Wasser durchführbar.

S1 Unterschenkelmuskulatur (Wadenmuskel): _____

Die Füße parallel stellen, die Zehenspitzen zeigen nach vorne, das
hintere Bein ist die Verlängerung des Rumpfes. Dehnung halten!
Nun beide Knie beugen. Die Ferse des hinteren Fußes darf den Boden nicht verlassen, den Körperschwerpunkt zwischen beide Füße
bringen. Dehnung halten!
Wichtig: Die Fersen müssen am Boden bleiben, die Füße stehen parallel!

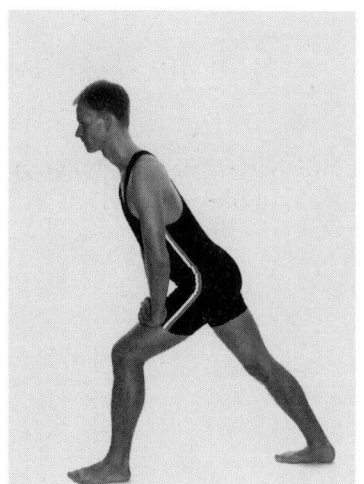 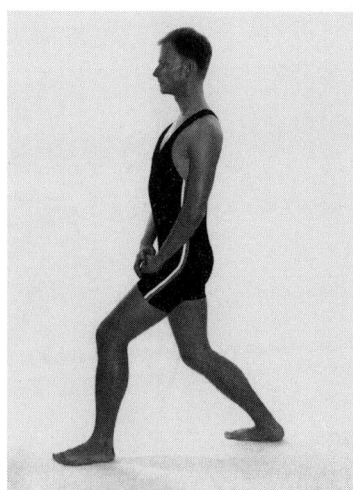

S2 Oberschenkelinnenseite und Unterschenkel: _____

In Grätschstellung gehen, dann das Spielbein zur Seite drehen und strecken, gleichzeitig das Standbein beugen. Beide Hände auf den Oberschenkel des Standbeins legen und das gesamte Körpergewicht darauf verlagern. Den Fuß des Spielbeins anziehen (Flex). Dann Seitenwechsel.
Diese Übung sollte zu Anfang wegen der Gefahr einer Überdehnung nicht übertrieben werden.

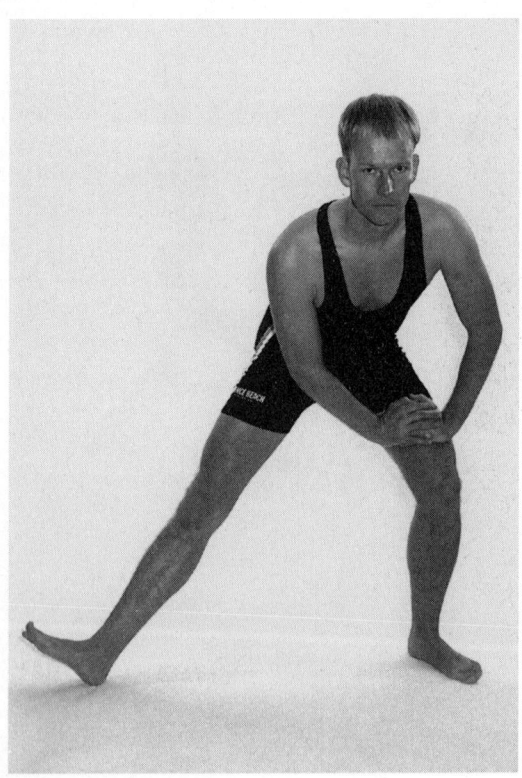

S3 Oberschenkelvorderseite (Beinstrecker): _____

Das Standbein wird nicht ganz durchgestreckt. Das Fußgelenk des
Spielbeines fassen und so weit wie möglich in Richtung Gesäß ziehen.
Beide Oberschenkel immer parallel halten, Knie zeigt zum Boden.
Hier unbedingt darauf achten, nicht in Hohlkreuzstellung zu fallen.

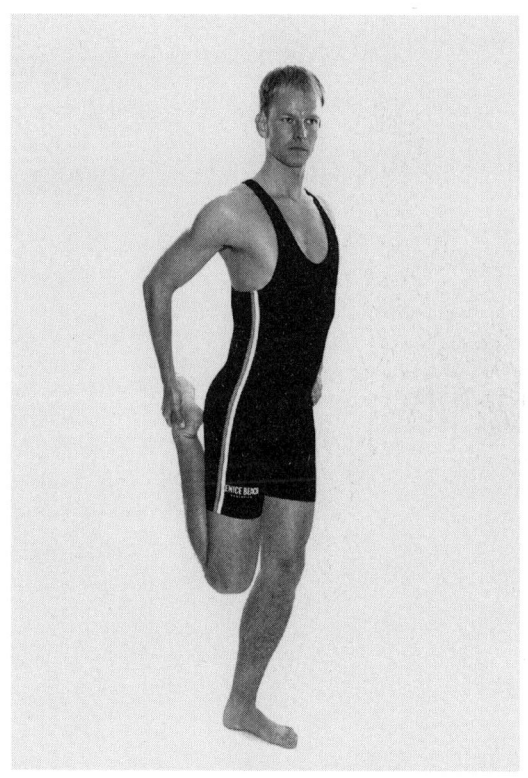

S4 Beinbeuger:

Beide Knie sind leicht gebeugt. Das Spielbein wird nach oben geführt und in dieser Stellung (unterstützt durch die Hände!) gehalten. Dann wechseln.
Diese Dehnübung sollte im Wasser und nicht an Land durchgeführt
werden.

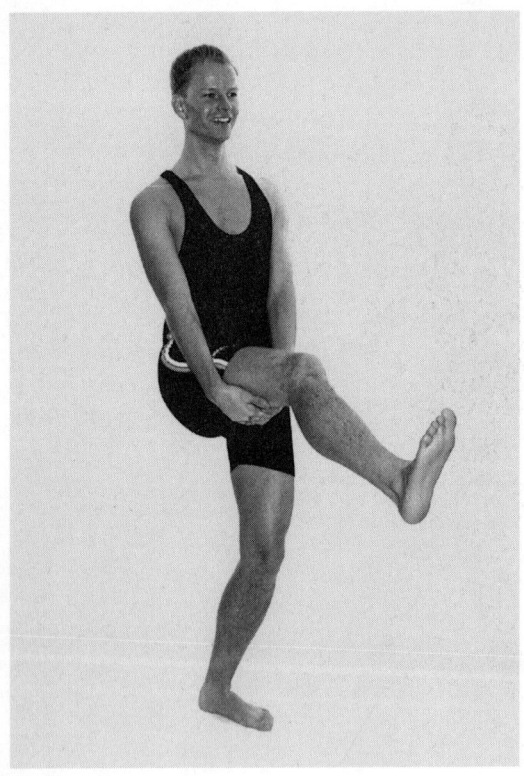

S5 Gesäßmuskulatur: _____

Das Standbein wird leicht gebeugt, der Unterschenkel des Spielbeines wird knapp oberhalb des Knies abgelegt, der Oberkörper ist zur
Balance leicht nach vorne geneigt. Die Hände stützen sich auf dem
Standbein in der oberen Hälfte des Oberschenkels ab. Diese Übung
unbedingt gegengleich auch mit dem anderen Bein durchführen, da
sonst nur einseitig gedehnt wird.

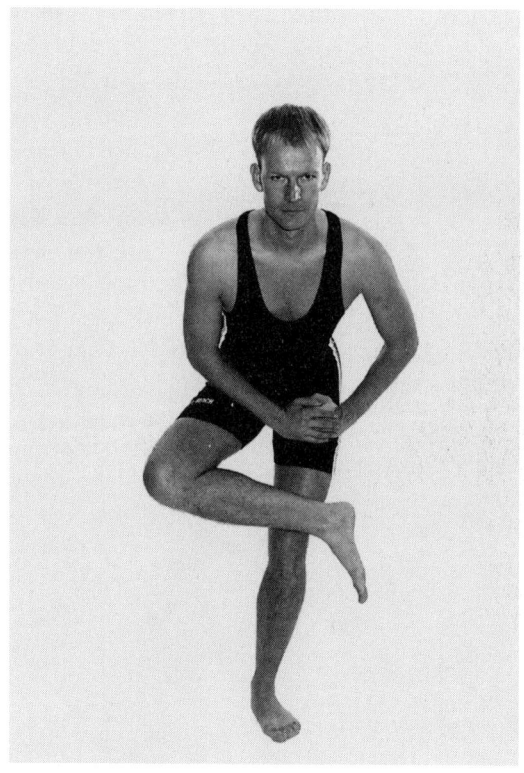

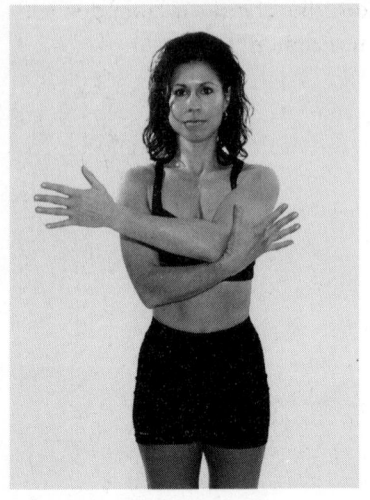

Einen Arm eng vor den Körper führen, so daß die Hand die Schulter des Gegenarmes fassen könnte. Dann mit der Hand des Gegenarms am Oberarm nachziehen. Die Schultern sollten dabei nicht nach vorne fallen. Dann mit dem Gegenarm abwechseln. (s. Abb. links)

Beide Arme hinter den Körper führen, eine Hand umfaßt das Handgelenk des Gegenarms und zieht. Dabei den Kopf zur Gegenseite (also in Richtung des ziehenden Arms) neigen, um den seitlichen Zug zu verstärken. Mit dem Gegenarm abwechseln. (Abb. unten links)

Die Hände in Brusthöhe verschränken und mit den Armen vom Körper wegdrücken. Dabei sollten Schultern und Oberkörper stabil bleiben. Die Schulterblätter werden auseinandergezogen. (s. Abb. unten rechts)

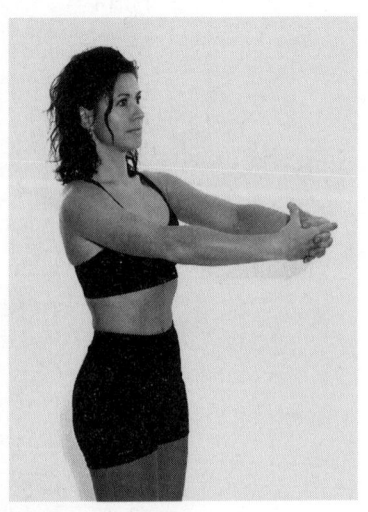

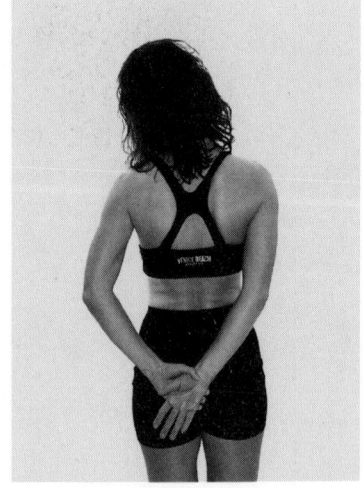

S7 Nacken/Arme/Schulter/Brust: _____

Die Arme hinter den Körper führen, die Hände ineinander verschränken und nach hinten und unten ziehen.

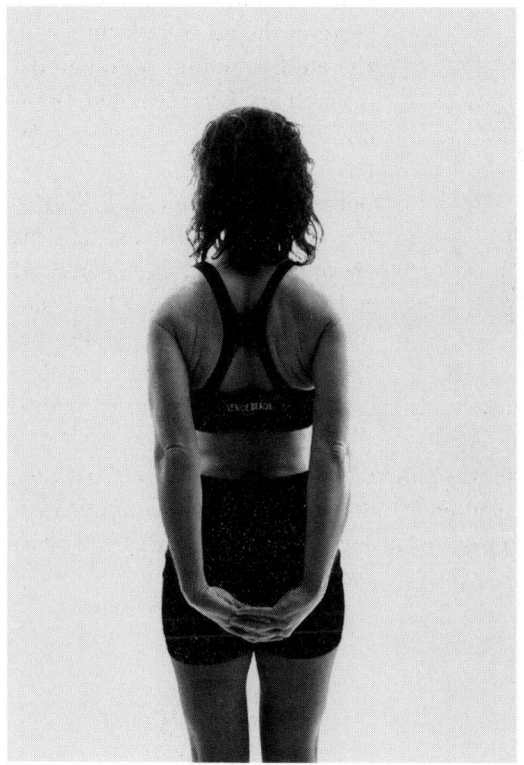

S8 Brustmuskulatur: _____

Die Hände werden locker am Hinterkopf angelegt, und die Arme ziehen hinter den Körper.
Wichtig: Darauf achten, den Kopf nicht nach vorne zu drücken.

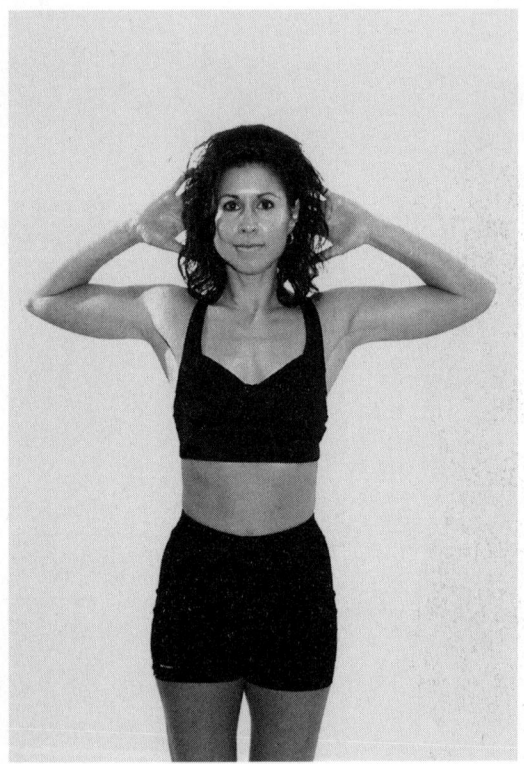

S9 Trizeps:

Den Arm nach oben und so weit wie möglich hinter den Körper führen, die Hand auf der Schulter ablegen und mit dem Gegenarm nachziehen. Dann mit dem Gegenarm abwechseln.

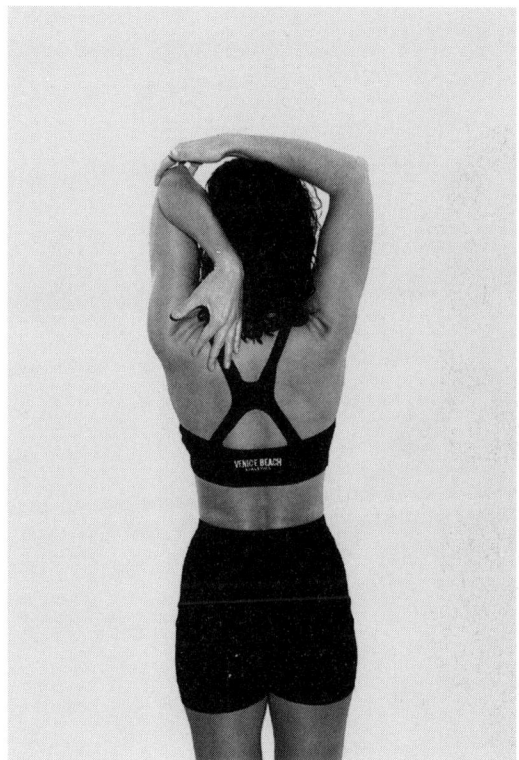

S10 Bizeps:

Arme so weit wie möglich nach hinten oben führen, die Daumen zeigen nach oben. Dann leicht nach oben ziehen.

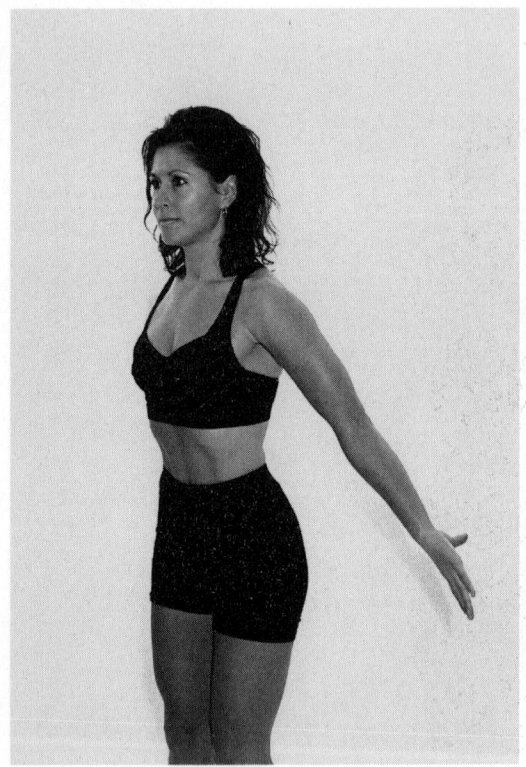

S11 Bizeps-Variation: _____

Der Oberkörper ist aufrecht, beide Arme sind vor dem Körper in Brusthöhe leicht angewinkelt, die Handinnenflächen drücken gegeneinander. Schultern nicht hochziehen.

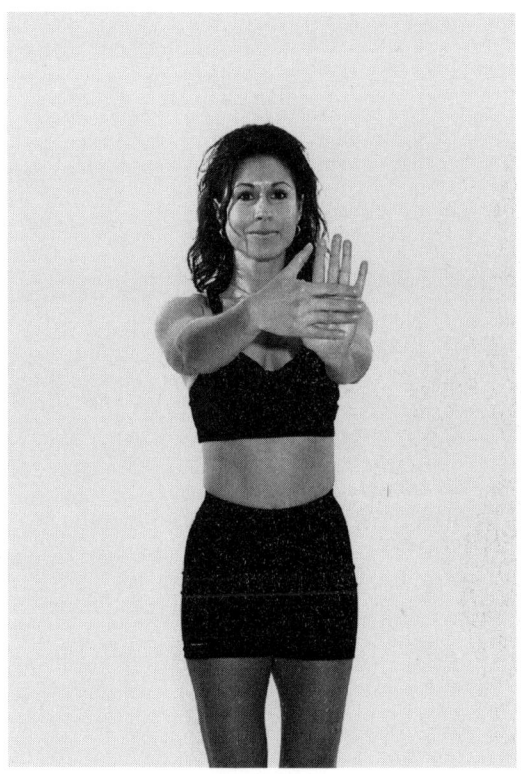

Anhang

Hinweise zum Training und Trainingspläne

Wassergewöhnung

→ In hüfttiefem Wasser normal gehen und laufen, Knie heben
→ Hände im Wasser: Wasser mit der Hand schneiden, wegdrücken, »fausten«→ einfach das Wasser und seine Eigenschaften spüren

Einsteigerprogramm

Am besten in hüfttiefem Wasser!

Warm-up
1 Minute Gehen, Arme ruhig mitführen
1 Minute Joggen
1 Minute Knee-up vorne
1 Minute Joggen
1 Minute Knee-up vorne

Hauptteil
Anmerkung: Trainingspuls sollte jetzt erreicht werden.
1 Minute Joggen, Hände schneiden das Wasser
1 Minute Front-Kicks, anfangs ohne Arme, bis die Bewegung sicher ausgeführt wird (bis dahin Hände an die Hüften)
1 Minute Side-Kicks, anfangs ohne Arme, bis die Bewegung sicher ausgeführt wird (bis dahin Hände an die Hüften)
1 Minute Jumping Jack, anfangs ohne Arme, bis die Bewegung sicher ausgeführt wird (bis dahin Hände an die Hüften)
1 Minute Knee-up vorne, anfangs ohne Arme, bis die Bewegung sicher ausgeführt wird (bis dahin Hände an die Hüften)

1 Minute Joggen, anfangs ohne Arme, bis die Bewegung sicher ausgeführt wird (bis dahin Hände an die Hüften)
1 Minute Front-Kicks, anfangs ohne Arme, bis die Bewegung sicher
ausgeführt wird (bis dahin Hände an die Hüften)
1 Minute Side-Kicks, anfangs ohne Arme, bis die Bewegung sicher
ausgeführt wird (bis dahin Hände an die Hüften)
1 Minute Jumping Jack, anfangs ohne Arme, bis die Bewegung sicher
ausgeführt wird (bis dahin Hände an die Hüften)
1 Minute Knee-up vorne, anfangs ohne Arme, bis die Bewegung sicher ausgeführt wird (bis dahin Hände an die Hüften)

Cool-down
1 Minute Knee-up vorne, die Oberschenkel nicht mehr so hoch nehmen
1 Minute Joggen, das Laufen wird lockerer
1 Minute Knee-up vorne, die Oberschenkel nicht mehr so hoch nehmen
1 Minute Joggen, das Laufen wird lockerer
1 Minute ruhiges Gehen

Stretching
Immer rechtes und linkes Bein dehnen, jede Dehnung 20 bis 30 Sekunden!
1. Unterschenkelmuskulatur bzw. Wade
2. Oberschenkelinnenseite und Unterschenkel
3. Beinbeuger

Beherrschen Sie dieses Programm, ersetzen Sie die Basiselemente
(z. B. Knee-up vorne) durch andere Basiselemente (z.B. Knee-up
seitlich).

Fortgeschrittene

Sie beherrschen die Basiselemente und fühlen sich im Wasser sicher.
Sie versuchen die in den Basiselementen und Kombielementen beschriebenen Armbewegungen korrekt mit auszuführen. Sie gehen
langsam auch ins brusttiefe Wasser und führen dort die Bewegungen

gesprungen sowie schwebend aus. Sie schneiden, »fausten« und drücken das Wasser mit den Händen.

Warm-up

1 Minute Joggen, Hände schneiden Wasser
1 Minute Knee-up vorne, Hände schneiden Wasser
1 Minute Joggen, Hände »fausten«
1 Minute Knee-up vorne, Hände »fausten«
1 Minute Joggen, Hände drücken Wasser weg
1 Minute Knee-up vorne, Hände drücken Wasser weg

Hauptteil

Anmerkung: Der Trainingspuls sollte jetzt erreicht werden.
1 Minute Joggen, Hände drücken Wasser weg
1 Minute Scheren, Hände drücken Wasser weg
30 Sekunden Scheren, gesprungen
1 Minute Scheren, Hände drücken Wasser weg
30 Sekunden Scheren, schwebend
30 Sekunden Joggen, Hände drücken Wasser weg
1 Minute Jumping Jack, Hände drücken Wasser weg
30 Sekunden Jumping Jack, gesprungen
30 Sekunden Jumping Jack, schwebend
30 Sekunden Joggen, Hände drücken Wasser weg
1 Minute Knee-up vorne, Hände drücken Wasser weg
30 Sekunden Knee-up vorne, gesprungen
30 Sekunden Knee-up vorne, schwebend
30 Sekunden Joggen, Hände drücken Wasser weg
30 Sekunden Scheren, Hände drücken Wasser weg
30 Sekunden Jumping Jack, Hände drücken Wasser weg
30 Sekunden Knee-up vorne, Hände drücken Wasser weg
30 Sekunden Joggen, Hände drücken Wasser weg
30 Sekunden Scheren, gesprungen
30 Sekunden Jumping Jack, gesprungen
30 Sekunden Knee-up vorne, gesprungen
30 Sekunden Joggen, Hände drücken Wasser weg
30 Sekunden Scheren, schwebend
30 Sekunden Jumping Jack, schwebend
30 Sekunden Knee-up vorne, schwebend

Cool-down
1 Minute Knee-up vorne, die Oberschenkel nicht mehr so hoch nehmen
1 Minute Joggen, das Laufen wird lockerer
1 Minute Knee-up vorne, die Oberschenkel nicht mehr so hoch nehmen
1 Minute Joggen, das Laufen wird lockerer
1 Minute ruhiges Gehen

Stretching
Immer rechtes und linkes Bein dehnen, jede Dehnung 20 bis 30 Sekunden!
1. Unterschenkelmuskulatur bzw. Wade
2. Oberschenkelinnenseite und Unterschenkel
3. Beinbeuger
4. Schulter- und Nackenbereich
5. Bizeps
6. Trizeps

Beherrschen Sie dieses Programm, ersetzen Sie die Basiselemente (z. B. Knee-up vorne) durch andere Basiselemente (z. B. Schaukeln).

Profis

Sie beherrschen nun den Unterschied zwischen normal, gesprungen und schwebend sowie die unterschiedlichen Handstellungen. Nun versuchen Sie, Bewegungen im Takt der Musik auszuführen. Sie variieren nun die Geschwindigkeit bei der Ausführung (doppeltes/halbes Tempo).

Warm-up
siehe Fortgeschrittene

Hauptteil
Block 1:
Viermal Knee-up vorne rechts

Viermal Knee-up vorne links
Viermal Knee-up vorne rechts
Viermal Knee-up vorne links

Block 2:
Viermal Jumping Jack schnell
Achtmal Swivel (geschlossen)
Viermal Jumping Jack schnell
Achtmal Swivel (geschlossen)

Block 3:
Viermal Front-Kicks mit rechts
Viermal Front-Kicks mit links
Viermal Front-Kicks mit rechts
Viermal Front-Kicks mit links

Block 4:
Sechzehnmal Scheren doppeltes Tempo
Achtmal Scheren halbes Tempo

Block 5: Zweimal wiederholen
Zweimal Knee-up vorne rechts mit Level oben
Zweimal Knee-up vorne links mit Level oben
Zweimal Knee-up vorne rechts mit Level oben
Zweimal Knee-up vorne links mit Level oben

Block 6:
Sechzehnmal Froschsprünge
Anmerkung: Je nach Trainingsdauer wieder von vorne beginnen.

Cool-down
Siehe Fortgeschrittene

Stretching
Siehe Fortgeschrittene

Fettverbrennung

➜ Programm wie Einsteiger, Fortgeschrittene, Profis und Aqua-Jogging
➜ Je nach Pulsgrenze Belastung steigern oder senken
➜ Die Pulsgrenze zur optimalen Fettverbrennung durch Laktatleistungsdiagnostik vom Arzt bestimmen lassen und in diesem Herzfrequenzbereich mindestens 30 Minuten, am besten länger (60 Minuten) Aqua-Aerobic betreiben
➜ Wenn keine Pulsgrenzen bekannt sind, gelten 130 bis 140 Schläge pro Minute als optimal zur Fettverbrennung

Schwangerschaft

➜ Unbedingt die Anweisungen in Kapitel 3 beachten!
➜ Vorher den Arzt konsultieren!
➜ Keine gesprungenen Übungen!
➜ Möglichst schwebend im Tiefwasser mit Auftriebshilfe
➜ Folgende Übungen sollten nicht durchgeführt werden:
BE: Jumping Jack, Leg curl, Pendeln, Froschhüpfer, Swivel geöffnet, Oberschenkeldrehung nach außen, Side-Kicks, Knee-up zur Seite, Front-Kicks tief
K: Side-Kick mit Armen, Pendeln mit Armen, offener und geschlossener Sprung aus Jumping Jack
H: Grätsche mit Armen und Beinen liegend
BR: Grätsche angewinkelt, Grätsche gestreckt und gekreuzt, Grätsche Bauch- und Rückenlage, Fahrradfahren Rückenlage, Paddeln Rückenlage, große Schritte Rückenlage, Grätsche sitzend, Seitheben Beine
S: Oberschenkelinnenseite und Unterschenkel

Problemzonen/Cellulitis

Warm-up
Wie Einsteiger, Fortgeschrittene oder Profis

Hauptteil
1 Minute Hampelmann
1 Minute Scheren
1 Minute Stechschritt
1 Minute Froschhüpfer
1 Minute Oberschenkeldrehung nach außen, rechtes und linkes Bein
1 Minute Wasserschieben
1 Minute Wasserschaufeln
1 Minute Grätsche, gestreckt und gekreuzt
30 Sekunden Trizeps
1 Minute Radfahren in Bauchlage
1 Minute Frontheben der Beine, rechts und links
1 Minute Seitheben der Beine, rechts und links

Cool-down
5 Minuten ruhiges Joggen

Stretching
20 bis 30 Sekunden halten!
Gesäßmuskulatur, Schulter-Nacken-Bereich, Trizeps, Bizeps

Wichtig:
Auch an Ausdauertraining denken!

Osteoporose

➔ Keine gesprungenen Übungen!
➔ Möglichst viele Übungen schwebend, also im Tiefwasser mit Auftriebshilfe durchführen
➔ Langsame Übungsausführung!
➔ Handstellung: Wasser »schneiden«
➔ Geräte nur zur Auftriebserhöhung, nicht, um den Wasserwiderstand zu erhöhen
➔ Folgende Übungen sollten nicht ausgeführt werden:
BE: Jumping Jack, Froschhüpfer, Swivel (Drehhopser) offen und geschlossen, Schaukeln, Pendeln

K: Offener und geschlossener Sprung aus Jumping Jack, Seit-
schaukeln mit Armen
H: Grätsche mit Armen und Beinen liegend, Hockrolle gerade,
Hockrolle seitlich, Frontdrücken, Seitdrücken und Wasserschie-
ben (mit Hanteln und Handschuhen)
BR: Trizeps

Herz-Kreislauf

→ Alle Übungen wie im normalen Einsteiger-, Fortgeschrittenen-,
Profi- und Aqua-Jogging-Programm sind möglich
→ Puls beachten! Am besten vorher den Arzt konsultieren und die
Pulsgrenze ermitteln lassen
→ Vorsicht: Die Pulsfrequenz ist im Wasser niedriger (»Tauch-
reflex«), also 10 Schläge dazuzählen

Aqua-Jogging

Warm-up
5 Minuten lockeres Joggen

Hauptteil
Je nach persönlicher Pulsgrenze!
20 Minuten intensives Aqua-Jogging mit Bodenberührung und
schwebend

Cool-down
5 Minuten lockeres Joggen und Gehen

Stretching
Immer rechtes und linkes Bein dehnen, jede Dehnung 20 bis 30 Sekunden!

1. Unterschenkelmuskulatur bzw. Wade
2. Oberschenkelinnenseite und Unterschenkel
3. Beinbeuger

Spezialtip:
Um die Belastung zu steigern, kann der Hauptteil verlängert werden.

Variation für den Hauptteil:
Sie können sich auch in Form eines Intervalltrainings belasten, das heißt beispielsweise 5 Minuten intensives Joggen, 30 Sekunden ruhiges Joggen, 5 Minuten intensives Joggen usw. Intensive und ruhige Intervalle wechseln sich ab, die Intervalldauer wird von Ihnen bestimmt, abhängig von Ihrem Trainingspuls und Ihrem körperlichen Wohlbefinden, wobei die intensiven Intervalle zeitlich länger sein sollten als die ruhigen Intervalle. Während der intensiven Intervalle sollten Sie Ihren Trainingspuls erreichen und halten, in den ruhigeren Phasen sollte der Puls auf Werte um 110 Schläge pro Minute zurückgehen (jedoch nicht tiefer!).

Danksagung

Bedanken für die Unterstützung bei der Realisierung und Fertigstellung dieses Buches möchte ich mich insbesondere bei Frau Sandra Hamann von der Firma Venice Beach, Herrn Hans Eschenbacher und Herrn Christian Goldschagg von den Fit-Plus-Fitness-Centern sowie bei Frau Betty Huth, Aquarobic-Koordinatorin der Fit-Plus-Fitness-Center.
Mein besonderer Dank gilt auch meiner Instruktorenkollegin Daniela Landwehr für ihre Geduld und die zahlreichen Anregungen bei den Fotoaufnahmen sowie Ute Grieß für die fachliche Unterstützung.

München, im Juni 1999
Dr. med. Christoph Liebich

Literaturverzeichnis

Anderson, B.: *Stretching.* Oesch Verlag, Zürich 1992.

Bettendorf, H.: *Wassergymnastik – Die ideale Trainingsform für Gesundheit, Figur und Kondition – effektiv und schonend;* Mosaik Verlag, München 1996.

Braun-Falco, O.; Plewrig, G.; Wolff, H. H.: *Dermatologie und Venerologie.* Springer Verlag. Berlin, Heidelberg, New York 1996.

Brouns, S.: *Die Ernährungsbedürfnisse von Sportlern;* Springer Verlag, Berlin, Heidelberg, New York 1993

Bung, P.: *Schwangerschaft und Sport – physiologische Überlegungen und praktische Beispiele;* in: *Zeitschrift für Geburtsheilkunde und Neonatologie,* 1997; 201: Suppl. 1/13–20.

Dargatz, T.; Koch, A.: *Aqua-Fitness-Aquarobic, Aqua-Power, Aqua-Jogging, Wassergymnastik;* sportinform, München 1995.

Grosser, M.; Herrmann, H; Tusker, F.; Zintl, F.: *Die sportliche Bewegung;* BLV, München, Wien, Zürich 1987.

Hübscher, J.; Hahn, M.; Rost, R.: *Eine Stunde Aquajogging wöchentlich – mit positiven Effekten; in: Münchener Medizinische Wochenschrift* 139 (1997) Nr. 25.

Niethard, F. O.; Pfeil, S.: *Orthopädie.* Hippokrates Verlag, Stuttgart 1989.

Ockert, G.: *Der neue Weg zur besseren Figur:* Aquarobic; Sportverlag, 1993.

Peterson, L.; Renström, P.: *Verletzungen im Sport – Handbuch der Sportverletzungen und Sportschäden für Sportler, Übungsleiter und Ärzte.* Deutscher Ärzte Verlag, Köln 1987.

Pschyrembel: *Klinisches Wörterbuch.* Walter de Gruyter Verlag, Berlin, New York 1998.

Rost, R.: *Sport- und Bewegungstherapie bei inneren Krankheiten – Lehrbuch für Sportlehrer, Übungsleiter, Krankengymnasten und Sportärzte;* Deutscher Ärzte Verlag, Köln 1991.

Van der Sluis, A.; Dikkeboer, B.: *Aquasport;* Niederländischer Rat für Schwimmabzeichen, Doorn 1995.

Zeitvogel, M.: *Aquatraining.* rororo, Hamburg 1992.